全国普通高等中医药院校药学类"十二五"规划教材

药理学实验

（供中药学、药学、制药技术、制药工程及相关专业使用）

主　编　周玖瑶　曾　南

副主编　郑仕中　林　青　张忠泉

　　　　　黄丽萍　崔广智

U0316361

中国医药科技出版社

内 容 提 要

本书为全国 17 所中医药院校联合编写的药理学实验教材。全书共 12 章，系统地介绍了药理学实验的基本知识和实验设计的基本原则，包括了 57 个药理学教学中的常用基本实验，以及新药药理研究的基本要求和生物检定的基本知识、实验设计训练，分列目的、原理、材料、方法、结果、注意事项、思考题项目。实验性质既有验证性实验、机制分析，又有设计和综合性实验。所选实验方法可靠、重现性好。本书主要作为高等中医药院校药学类专业教材使用，也可供药理学工作者参考。

图书在版编目（CIP）数据

药理学实验/周玖瑶，曾南主编 . —北京：中国医药科技出版社，2015.1

全国普通高等中医药院校药学类"十二五"规划教材

ISBN 978 – 7 – 5067 – 6829 – 0

Ⅰ. ①药⋯   Ⅱ. ①周⋯ ②曾⋯   Ⅲ. ①药理学 – 实验 – 中医学院 – 教材

Ⅳ. ①R965. 2

中国版本图书馆 CIP 数据核字（2014）第 275476 号

美术编辑　陈君杞

版式设计　郭小平

出版　中国医药科技出版社

地址　北京市海淀区文慧园北路甲 22 号

邮编　100082

电话　发行：010 – 62227427　邮购：010 – 62236938

网址　www. cmstp. com

规格　787 × 1092mm $^1/_{16}$

印张　8 $^3/_4$

字数　173 千字

版次　2015 年 1 月第 1 版

印次　2018 年 1 月第 3 次印刷

印刷　三河市国英印务有限公司

经销　全国各地新华书店

书号　ISBN 978 – 7 – 5067 – 6829 – 0

定价　**20. 00 元**

本社图书如存在印装质量问题请与本社联系调换

全国普通高等中医药院校药学类"十二五"规划教材

编写委员会

主任委员　彭　成（成都中医药大学）

副主任委员　朱　华（广西中医药大学）

　　　　　　曾　渝（海南医学院）

　　　　　　杨　明（江西中医药大学）

　　　　　　彭代银（安徽中医药大学）

　　　　　　刘　文（贵阳中医学院）

委　　员（按姓氏笔画排序）

　　　　　　王　建（成都中医药大学）

　　　　　　王诗源（山东中医药大学）

　　　　　　尹　华（浙江中医药大学）

　　　　　　邓　赟（成都中医药大学）

　　　　　　田景振（山东中医药大学）

　　　　　　刘友平（成都中医药大学）

　　　　　　刘幸平（南京中医药大学）

　　　　　　池玉梅（南京中医药大学）

　　　　　　许　军（江西中医药大学）

　　　　　　严　琳（河南大学药学院）

　　　　　　严铸云（成都中医药大学）

　　　　　　杜　弢（甘肃中医学院）

　　　　　　李小芳（成都中医药大学）

　　　　　　李　钦（河南大学药学院）

　　　　　　李　峰（山东中医药大学）

　　　　　　杨怀霞（河南中医学院）

　　　　　　杨武德（贵阳中医学院）

　　　　　　吴启南（南京中医药大学）

何　宁（天津中医药大学）

张　梅（成都中医药大学）

张　丽（南京中医药大学）

张师愚（天津中医药大学）

张永清（山东中医药大学）

陆兔林（南京中医药大学）

陈振江（湖北中医药大学）

陈建伟（南京中医药大学）

罗永明（江西中医药大学）

周长征（山东中医药大学）

周玖瑶（广州中医药大学）

郑里翔（江西中医药大学）

赵　骏（天津中医药大学）

胡昌江（成都中医药大学）

郭　力（成都中医药大学）

郭庆梅（山东中医药大学）

容　蓉（山东中医药大学）

巢建国（南京中医药大学）

康文艺（河南大学药学院）

傅超美（成都中医药大学）

彭　红（江西中医药大学）

董小萍（成都中医药大学）

蒋桂华（成都中医药大学）

韩　丽（成都中医药大学）

曾　南（成都中医药大学）

裴　瑾（成都中医药大学）

秘　书　长　王应泉

办　公　室　赵燕宜　浩云涛　何红梅　黄艳梅

本书编委会

主　　编　周玖瑶　曾　南

副 主 编　郑仕中　林　青　张忠泉　黄丽萍　崔广智

编　　者　（按姓氏笔画排序）

王　斌（陕西中医学院）

王志琪（湖南中医药大学）

方　芳（北京中医药大学）

刘　蓉（成都中医药大学）

余建强（宁夏医科大学）

杨德森（湖北中医药大学）

张忠泉（河南大学）

张晓君（广州中医药大学）

张晓晨（上海中医药大学）

林　青（云南中医学院）

林国彪（广西中医药大学）

周玖瑶（广州中医药大学）

郑仕中（南京中医药大学）

饶朝龙（成都中医药大学）

钱海兵（贵阳中医学院）

黄丽萍（江西中医药大学）

崔广智（天津中医药大学）

曾　南（成都中医药大学）

臧凯宏（甘肃中医学院）

薛　玲（山东中医药大学）

出版说明

　　在国家大力推进医药卫生体制改革，健全公共安全体系，保障饮食用药安全的新形势下，为了更好的贯彻落实《国家中长期教育改革和发展规划纲要（2010－2020年)》和《国家药品安全"十二五"规划》，培养传承中医药文明，具备行业优势的复合型、创新型高等中医药院校药学类专业人才，在教育部、国家食品药品监督管理总局的领导下，中国医药科技出版社根据《教育部关于"十二五"普通高等教育本科教材建设的若干意见》，组织规划了全国普通高等中医药院校药学类"十二五"规划教材的建设。

　　为了做好本轮教材的建设工作，我社成立了"中国医药科技出版社高等医药教育教材工作专家委员会"，原卫生部副部长、国家食品药品监督管理局局长邵明立任主任委员，多位院士及专家任专家委员会委员。专家委员会根据前期全国范围调研的情况和各高等中医药院校的申报情况，结合国家最新药学标准要求，确定首轮建设科目，遴选各科主编，组建"全国普通高等中医药院校药学类'十二五'规划教材编写委员会"，全面指导和组织教材的建设，确保教材编写质量。

　　本轮教材建设，吸取了目前高等中医药教育发展成果，体现了涉药类学科的新进展、新方法、新标准；旨在构建具有行业特色、符合医药高等教育人才培养要求的教材建设模式，形成"政府指导、院校联办、出版社协办"的教材编写机制，最终打造我国普通高等中医药院校药学类核心教材、精品教材。

　　全套教材具有以下主要特点。

一、教材顺应当前教育改革形势，突出行业特色

　　教育改革，关键是更新教育理念，核心是改革人才培养体制，目的是提高人才培养水平。教材建设是高校教育的基础建设，发挥着提高人才培养质量的基础性作用。教育部《关于普通高等院校"十二五"规划教材建设的几点意见》中提出：教材建设以服务人才培养为目标，以提高教材质量为核心，以创新教材建设的体制机制为突破口，以实施教材精品战略、加强教材分类指导、完善教材评价选用制度为着力点。鼓励编写、出版适应不同类型高等学校教学需要的不同风格和特色的教材。而药学类高等教育的人才培养，有鲜明的行业特点，符合应用型人才培养的条件。编写具有行业特色的规划教材，有利于培养高素质应用型、复合型、创新型人才，是高等医药院校教学改革的体现，是贯彻落实《国家中长期教育改革和发展规划纲要（2010－2020 年)》的体现。

二、教材编写树立精品意识，强化实践技能培养，体现中医药院校学科发展特色

本轮教材建设对课程体系进行科学设计，整体优化；根据新时期中医药教育改革现状，增加与高等中医药院校药学职业技能大赛配套的《中药传统技能》教材；结合药学应用型特点，同步编写与理论课配套的实验实训教材，独立建设《实验室安全与管理》教材。实现了基础学科与专业学科紧密衔接，主干课程与相关课程合理配置的目标；编写过程注重突出中医药院校特色，适当融入中医药文化及知识，满足21世纪复合型人才培养的需要。

参与教材编写的专家都以科学严谨的治学精神和认真负责的工作态度，以建设有特色的、教师易用、学生易学、教学互动、真正引领教学实践和改革的精品教材为目标，严把编写各个环节，确保教材建设精品质量。

三、坚持"三基五性三特定"的原则，与行业法规标准、执业标准有机结合

本套教材建设将应用型、复合型高等中医药院校药学类人才必需的基本知识、基本理论、基本技能作为教材建设的主体框架，将体现高等中医药教育教学所需的思想性、科学性、先进性、启发性、适用性作为教材建设灵魂，在教材内容上设立"要点导航、重点小结"模块对其加以明确；使"三基五性三特定"有机融合，相互渗透，贯穿教材编写始终。并且，设立"知识拓展、药师考点"等模块，和执业药师资格考试、新版《药品生产质量管理规范》（GMP）、《药品经营管理质量规范》（GSP）紧密衔接，避免理论与实践脱节，教学与实际工作脱节。

四、创新教材呈现形式，促进高等中医药院校药学教育学习资源数字化

本轮教材建设注重数字多媒体技术，相关教材陆续建设课程网络资源，藉此实现教材富媒体化，促进高等中医药院校药学教育学习资源数字化，帮助院校及任课教师在MOOCs时代进行的教学改革，提高学生学习效果。前期建设中配有课件的科目可到中国医药科技出版社官网（www.cmstp.com）下载。

本套教材编写得到了教育部、国家食品药品监督管理总局和中国医药科技出版社全国高等医药教育教材工作专家委员会的相关领导、专家的大力支持和指导；得到了全国高等医药院校、部分医药企业、科研机构专家和教师的支持和积极参与，谨此，表示衷心的感谢！希望以教材建设为核心，为高等医药院校搭建长期的教学交流平台，对医药人才培养和教育教学改革产生积极的推动作用。同时精品教材的建设工作漫长而艰巨，希望各院校师生在教学过程中，及时提出宝贵的意见和建议，以便不断修订完善，更好的为药学教育事业发展和保障人民用药安全服务！

中国医药科技出版社
2014 年 7 月

全国普通高等中医药院校药学类
"十二五"规划教材书目

序号	教材名称	主编	单位
1	无机化学	杨怀霞	河南中医学院
		刘幸平	南京中医药大学
	无机化学实验	杨怀霞	河南中医学院
		刘幸平	南京中医药大学
	无机化学学习指导	杨怀霞	河南中医学院
		刘幸平	南京中医药大学
2	有机化学	赵骏	天津中医药大学
		杨武德	贵阳中医学院
	有机化学实验	赵骏	天津中医药大学
		杨武德	贵阳中医学院
	有机化学学习指导	赵骏	天津中医药大学
		杨武德	贵阳中医学院
3	分析化学	张梅	成都中医药大学
		池玉梅	南京中医药大学
	分析化学实验	池玉梅	南京中医药大学
4	仪器分析	容蓉	山东中医药大学
		邓赟	成都中医药大学
5	物理化学	张师愚	天津中医药大学
		夏厚林	成都中医药大学
	物理化学实验	张师愚	天津中医药大学
		陈振江	湖北中医药大学
6	生物化学	郑里翔	江西中医药大学
7	天然药物化学	董小萍	成都中医药大学
		罗永明	江西中医药大学
	天然药物化学实验	董小萍	成都中医药大学
		罗永明	江西中医药大学
8	药剂学	杨明	江西中医药大学
		李小芳	成都中医药大学
	药剂学实验	韩丽	成都中医药大学
9	药理学	曾南	成都中医药大学
		周玖瑶	广州中医药大学
	药理学实验	周玖瑶	广州中医药大学
		曾南	成都中医药大学
10	药事管理学	曾渝	海南医学院
		何宁	天津中医药大学
11	药物化学	许军	江西中医药大学
		严琳	河南大学
	药物化学实验	许军	江西中医药大学
		严琳	河南大学
12	药物分析	彭红	江西中医药大学
		文红梅	南京中医药大学

序号	教材名称	主编	单位
	药物分析实验	彭红	江西中医药大学
		吴虹	安徽中医药大学
13	中药化学	郭力	成都中医药大学
		康文艺	河南大学
	中药化学实验	郭力	成都中医药大学
		康文艺	河南大学
14	中药鉴定学	吴啟南	南京中医药大学
		朱华	广西中医药大学
	中药鉴定学实验	吴啟南	南京中医药大学
15	中药药剂学	傅超美	成都中医药大学
		刘文	贵阳中医学院
	中药药剂学实验	傅超美	成都中医药大学
		刘文	贵阳中医学院
16	中药分析学	张丽	南京中医药大学
		尹华	浙江中医药大学
	中药分析学实验	张丽	南京中医药大学
		尹华	浙江中医药大学
17	药用植物学	严铸云	成都中医药大学
		郭庆梅	山东中医药大学
18	生药学	李钦	河南大学
		陈建伟	南京中医药大学
19	中药栽培养殖学	张永清	山东中医药大学
		杜弢	甘肃中医学院
20	中药资源学	巢建国	南京中医药大学
		裴瑾	成都中医药大学
21	中药学	王建	成都中医药大学
		王诗源	山东中医药大学
22	制药工程原理与设备	周长征	山东中医药大学
	制药工程实训	周长征	山东中医药大学
23	中药炮制学	陆兔林	南京中医药大学
		胡昌江	成都中医药大学
	中药炮制学实验	陆兔林	南京中医药大学
		胡昌江	成都中医药大学
24	中药商品学	李峰	山东中医药大学
		蒋桂华	成都中医药大学
	中药商品学实验实训	李峰	山东中医药大学
		蒋桂华	成都中医药大学
25	中药药理学	彭成	成都中医药大学
		彭代银	安徽中医药大学
26	中药传统技能	田景振	山东中医药大学
27	实验室管理与安全	刘友平	成都中医药大学
28	理化基本技能训练	刘友平	成都中医药大学

　　本教材为全国普通高等中医药院校药学类"十二五"规划教材《药理学》的配套实验教材，由全国 17 所中医药院校联合编写。可作为医药院校的药理学实验教学用书，也可作为新药药理研究参考用书。

　　全书共 12 章，系统地介绍了药理学实验的基本知识和实验设计的基本原则，包括了 57 个药理学教学中的常用基本实验，以及新药药理研究的基本要求和生物检定的基本知识、实验设计训练，分列目的、原理、材料、方法、结果、注意事项、思考题项目。实验性质既有验证性实验、机制分析，又有设计和综合性实验。所选实验方法可靠、重现性好。教材内容能满足学生对于"三基"的掌握，可为培养符合行业需求的药学专门化人才服务。

　　本教材的编写，在 17 所参编院校的大力支持下，在各位编委的积极工作、认真负责、鼎力相助下，在中国医药科技出版社的通力合作和帮助下，如期顺利完成，在此，致以衷心感谢！由于编写时间仓促，书中难免有不尽完善之处，敬请药理学前辈、同行专家赐教和指正，希望广大读者提出宝贵意见，以便在重印再版时不断修正和提高。

编者

2014 年 7 月

C O N T E N T S　　　　　　　　　　　　　　　　　　　　目 录

● 第五章　传出神经系统实验

● 第六章　中枢神经系统实验

● 第七章　心血管系统药理实验

第八章　内脏系统药理实验

第九章　免疫系统实验

第十章　抗炎实验

第十一章　化疗药物实验

第十二章 其他实验

第一章 ▶ 实验研究的基本要求

药理学是一门以实验为基础的医学桥梁学科,实验教学是其教学工作中的重要组成部分。药理学实验课的目的在于通过实验,使学生掌握进行药理学实验的基本方法,验证药理学中的重要基本理论,更牢固地掌握药理学的基本概念和基本知识。并且,在实验课中培养学生对科学工作的严谨态度和实事求是的作风,使学生通过系统学习和训练初步具备客观观察、独立思考、科学思维、实验设计、综合分析和解决问题的科研能力。

为了达到上述目的,要求做到下列事项:

1. 实验前须做到

(1)仔细阅读实验指导,了解实验目的、要求、方法和操作步骤,领会其设计原理。

(2)结合实验内容,复习有关药理学和生理学等方面理论知识,达到充分理解。

(3)根据理论知识,能推理和预期实验结果、估计可能发生的问题。

2. 实验中应做到

(1)将实验器材妥善安排,正确装置和调试。

(2)严格按照实验指导书上的步骤进行操作,准确计算给药量,防止出现差错意外。

(3)认真、细致地观察实验过程中出现的现象,准确记录药物反应的出现时间、表现以及最后转归,联系课堂讲授内容进行分析思考。

(4)注意保持实验室环境整洁安静、保护自身安全、节约实验材料。

3. 实验后要做到

(1)整理实验结果,经过分析思考,写出实验报告,按时交给指导教师。

(2)整理实验器材,洗净擦干,如数完好归还。将存活和死亡动物分别送至指定处所。

(3)做好实验室的清洁卫生工作。

第一节 实验设计的基本原则

药理实验是在整体动物、离体器官或细胞水平进行的科学研究,其目的是阐明药物的作用或机制。在实验过程中,各种非处理因素,如动物个体差异、实验条件、仪器设备或实验误差等均会不同程度影响实验结果,使处理因素(如药物)的效应不容易充分显示出来。因此,要获得真实可靠的实验结果,必须严格遵循实验设计的三大原则:重复、随机、对照,精心设计实验,避免各种误差和偏性干扰,以最经济、简便和可靠的方法,在最短时间内揭示出处理因素的效应,从而达到事半功倍的效果。

一、重复

重复是实验设计的首要原则，即指可靠的实验结果，应能在相同的实验条件下重复出来。它包括两重含义：重复数和重现性。重复数即指动物或器官的个体数，统计学中称为"样本数"；重现性即指在相同条件、相同材料及相同模型上进行的实验，结果可稳定的重复出来。实验的重复数（样本数）是保证重现性的基本条件。为了达到某一重现性，必须有相应的适当的重复数，样本数过少不行，样本数过大则会耗时费工，不符合节约的原则。因此，应在保证获得可靠结论的前提下，确定最少的样本例数。

样本数大小与药效强度、生物的个体差异、指标的变异系数、实验方法的精确性有关。药效作用强或两组药效差别大则样本数可小，反之，药效作用弱或两组药效差别小则应增加样本数。生物的个体差异小或检测指标的变异系数小，即该指标稳定，数据稍有变化即有显著意义，只要很小样本量就可得到显著性差别；反之，如果生物的个体差异大或检测指标的变异系数大，则会使指标的变化被自身变异所遮盖，需要增大样本量才能使之区分。实验质量越高、方法精确可靠、误差小，则所需例数越少，但不能少于药物实验的基本例数（实验动物的基本例数要求如表1－1）。

表1－1　计数和计量实验动物的基本例数要求

动物种类	计量资料	计数资料
小动物（小鼠、大鼠、鱼、蛙）	10	30
中动物（豚鼠、兔）	6	20
大动物（犬、猫、猴、羊）	5	10

二、随机

不论是抽样还是分组，都必须遵守随机化原则。在抽样时，必须使总体中每一个体都有被抽到机会，这样所抽的样本对总体就会有较好的代表性。同样，在决定实验对象接受何种处理（分组、用药等）时，必须使每个实验对象都有相同的机会接受某种分配和处理，这样可以消除研究者主观因素或其他因素对结果影响。但随机的前提是实验对象应具备一定的均衡性（如性别、体重、遗传背景等）。因此，在实验中，我们要求各组除处理因素（如受试药物、疗法）外，其他条件都应完全一致。目的在于尽量减少由于动物的年龄、性别、体重、仪器的性能、实验操作、环境及其他因素而影响实验结果的正确性。随机化是一种最简单、方便、经济的均衡非处理因素的方法，使各组非处理因素基本一致，各组间具有可比性，从而提高显著性检验的灵敏度。

随机并不是随便，也不是随意。原始而简单的随机方法有抽签法、掷硬币法。标准的随机方法是依据随机数字表（见统计学专著）进行分组和抽样。随机数表是由计算机生成的随机数组成，其中每个位置上出现哪一个数字是等概率的。利用随机数表抽取样本可保证各个个体被抽取的概率相等。在此基础上，随机分组的方法包括：

1. 完全随机分组　把动物全部编号，从随机数字表中任取一段数字，依次与编号动物匹配，然后按奇偶数（分2组时）或除以组数后的余数（分3组或以上时）进行分组。若每组动物数不整齐时，继续随机调整，使每组动物数均等。此法简单，主要适用于单因素大样本实验，但若试验条件、环境、试验动物差异较大时，不宜采用此种分组方法。

2. 配对随机分组 按照性别、体重及其他条件将动物每两只匹配，分成若干对，然后将每对动物随机分配到两组中。这样两组动物数相等且差异性最小。

3. 随机区组 是配对设计的扩大，将动物分成 3 组以上时适用。先将动物按易区分且对实验影响较大的非处理因素（如：性别、体重等）分成若干个区组后，再给每个区组中的动物编号，把每区组内的动物随机分配至各试验组去。该方法可使各组间的非处理因素基本均衡，是药理实验中常用的方法。

三、对照

对照是科研对比的基础，没有对照就没有比较、没有鉴别。比如，某种药物治疗某一疾病的患者 100 例，痊愈率是 100%，但并不能就此得出该药全部治愈的结论，因为患者可能自行痊愈。因此，要判断某种药物的效果，必须与相应的非治疗组进行比较。

对照应符合齐同可比的原则，即指除了要考察的一种实验处理因素（如药物的种类、剂量、给药途径等）外，对照组的一切条件（如动物的年龄、性别、体重，实验的时间、环境、仪器、方法、操作人员，对照组的溶剂、容量等）均应与受试药物组完全一致。在实验中，进行比较的组别间应做到四同：同时、同地、同批动物和同条件，这样才具有齐同可比性，才能突出处理因素的效果，得出准确的结论。对照组一方面起对照作用，另一方面又起监控实验条件的作用，这样保证了实验的可靠性。如实验中典型药物不出现阳性结果，而阴性对照反而出现阳性结果，这样的实验是不可靠的。

1. 阴性对照

（1）空白对照 不给任何处理，常用于了解实验对象在实验过程中自然发生的变化，如衰老、疾病自愈等。

（2）假处理对照 如动物需要注射化学药物或手术等处理造模时（如切除卵巢致更年期模型），与模型组的其他的一切因素（如麻醉、取材等）均相同，也进行注射或手术处理，但不施以造模的条件（如仅注射不含化学药物的溶剂；或仅开腹，但不切除卵巢）。用于与模型组进行对比，排除注射和手术处理对结果的干扰。

（3）模型组（溶剂对照组） 与处理因素组（受试药物组）相比，除处理因素（药物）外，其他的一切处理因素均相同。

2. 阳性对照 采用疗效确切的药物作为对照，应产生阳性治疗结果。如果没有出现阳性结果，则说明实验或检测方法有误，同时，也为药效评价提供参比标准。

3. 对比的类型

（1）自身对照 同一个体在给药前后进行某些指标的比较，可减少个体差异，节约动物（尤其是大动物）。

（2）组间对照 在实验中设立若干平行组，如空白对照组和模型组进行比较，受试药物和阳性药物组进行比较，以及不同剂量组、不同给药途径组间进行对比。该法在药理实验中应用最广，但实验时应注意对照的组别间例数相等，并选择恰当的统计学方法。

第二节 实验记录的基本要求

实验原始记录须记载于正式实验记录本上，字迹工整，采用规范的专业术语、计量单位及外文符号。英文缩写第一次出现时须注明全称及中文释名。使用蓝色或黑色钢笔、签字笔进行记录，不得使用铅笔或易褪色的笔记录。实验记录需修改时，采用划线方式去掉原书写内容，但须保证字迹仍可辨认，然后在修改处签名，避免随意涂抹或完全涂黑。实验记录中应如实记录实际所做的实验操作和结果。实验结果、表格、图表和照片等均应直接记录或订在实验记录本中。

实验记录的内容包括：实验日期、环境条件、实验名称、实验目的、实验材料（试剂、仪器、动物的品系、性别、重量、数量）、实验方法、实验结果、实验过程中出现的问题及解决方法。实验记录不允许隔天写以及写在纸片上。实验记录需要保持真实性和完整性，即便是阴性结果，也必须保留，不能仅记录符合主观想象的内容和自认为成功的实验。

第三节 实验数据的整理与统计方法

一、实验数据的整理

实验数据的整理是对所做实验的工作总结，也是书写实验报告的准备工作和必备资料，是药理学实验的基本功之一。对实验数据的整理是否合理、恰当，直接影响到实验报告的质量和水平。

实验过程中直接得到的实验数据称为原始资料或原始数据。实验结束以后需对原始资料进行整理。原始资料根据其性质可分为计量资料和计数资料两大类。计量资料是以数值大小来表示事物的变化程度，如血压、心率、瞳孔直径、体温、血糖、尿量和作用时间等。计数资料是通过清点数目所得到的实验结果，如给药后实验动物的阳性反应或阴性反应、死亡或存活数等。凡属计数资料，均应以恰当的单位和准确的数值作定量的表示。必要时应作统计处理，以保证结论有较大的可靠性，尽可能将有关数据列成表格或绘制统计图，使主要结果有重点地表达出来，以便阅读、比较和分析。作表格时，要设计出最能反映动物变化的记录表，记录多个或多组动物实验结果时，一般将动物分组的组别列于表左，而将观察记录逐项列于表右。绘图时，应在纵轴和横轴上画出数值刻度，表明单位。一般以纵轴表示反应强度，横轴表示时间或药物剂量，并在图的下方注明实验条件。如果不是连续性变化，也可用柱形图表示。凡有曲线记录的实验，应及时在曲线图上标注说明，包括实验题目，实验动物的种类、性别、体重，给药量和其他实验条件等。对较长的曲线记录，可选取有典型变化的段落，剪下后粘贴保存。这里需要注意的是必须以绝对客观的态度来进行裁剪工作，不论预期内的结果或预期外的结果，均应一律留样。

二、统计方法

药理实验所得数据，必须进行统计学处理并进行显著性检验，才能得出正确结论。显著性检验用于检验两组样本统计值之间的差别是否由于抽样误差所引起，以判断差别在统计学上有无显著意义。这种差别通常以 P 值来表示，代表无效假设可以成立的概率。P 值越小，表示无效假设成立的可能性越小，两组差别的统计意义越大。学生实验中常用到的统计方法主要有质反应资料的统计和量反应资料的统计，以下分别介绍。

1. 量反应资料的统计方法　实验数据通过仪器测定获得数字的多少来表示，如血压、心率和血糖等，均称为量反应（计量）资料。量反应资料可用 t 检验法检验两组间均数、自身对比或配对对比的差值均数等数据的显著性。t 检验要求总体为常态分布或近似常态分布，所比各组的标准差不能相差太大（即方差齐性）。根据两组的基本参数可以算出 t 值，t 值越大，统计学意义越大。t 值与 P 值以及结论的关系如下：

$t < t_{0.05}$ 时，$P > 0.05$，差异无显著意义

$t \geqslant t_{0.05}$ 时，$P \leqslant 0.05$，差异有显著意义

$t \geqslant t_{0.01}$ 时，$P \leqslant 0.01$，差异有非常显著意义

2. 质反应资料的统计方法　质反应（计数）资料用来表示实验结果只有质的区别，数据是通过计数阳性反应或阴性反应的动物数获得，如死亡与存活、惊厥与不惊厥、扭体与不扭体等。质反应（计数）资料通常用百分率来表示，两组以上百分率间差别的显著性检验，通常以卡方（X^2）法进行。其判断标准为：

$X^2 < X^2_{0.05}$ 时，$p \geqslant 0.05$，差异无显著意义

$X^2 \geqslant X^2_{0.05}$ 时，$p \leqslant 0.05$，差异有显著意义

$X^2 \geqslant X^2_{0.01}$ 时，$p \leqslant 0.01$，差异有非常显著意义

第四节　实验报告的写作

实验结束后应及时认真地书写实验报告，交负责教师批阅。实验报告要求结构完整、条理分明、用词规范、详略得宜、措辞注意科学性和逻辑性。除一般要求的项目（姓名、班级、实验组、时间和地点）外，一份完整的实验报告还应包括以下内容：

一、实验题目

实验题目一般应包括实验药物、实验主要内容等。如"普萘洛尔对麻醉犬的降压作用分析"和"药物对离体蛙心的强心作用"等。

二、实验目的

简要说明本次实验的目的，如通过实验掌握某种实验方法或验证某药的作用机制。

三、实验方法

用简练的文字写明主要操作步骤，着重说明所用动物或标本，实验分组，给药剂

量和途径，观察指标等。

四、实验结果

实验结果是实验报告中最重要的部分。书写实验报告应根据原始记录填写实验结果，但一般只列出经过归纳、整理和统计后的结果。原始记录应予保存备查。

五、讨论

讨论应针对实验中所观察到的现象与结果，联系课堂讲授的理论知识，进行分析和讨论。不能离开实验结果去空谈理论。要判断实验结果是否为预期的。如果属于非预期的，则应该分析其可能原因。讨论是培养独立思考、综合分析问题能力的重要环节。

六、结论

实验结论是从实验结果归纳出来的概括性判断，应与实验目的相对应。不必再在结论中重述具体结果。在实验中未获充分证据的理论分析不应写入结论。另外，文字叙述应简练切题，注意科学性和逻辑性。

（周玖瑶　张晓君　崔广智）

第二章 ▸ 实验动物基本知识

第一节 常用实验动物的种类

一、基本概念

实验动物是指经人工培育，对其携带的微生物实行控制，遗传背景明确，来源清楚，可用于科学实验、药品、生物制品的生产和检定及其他科学研究的动物。实验动物是医药学、生命科学研究的基础和重要支撑条件。

实验动物按照动物学的分类法，在界以下分门、纲、目、科、属、种。种是动物学分类系统上的基本单位。同种动物能共同生活、交配、繁衍后代，异种动物之间存在生殖隔离。实验动物的分类主要有以下品种和品系，有些品系还细分为亚系。品种是人们根据不同的需要，对动物采用远交繁殖，进行人工选择和定向培育而出的，具有某种特定外形和生物学特性的动物群体，其特性能较稳定地遗传，如实验动物的 SD 大鼠、NIH 小鼠等。品系，为实验动物学的专用名词，是人们根据不同的需要，对动物采用近交繁殖定向培育而来，来源明确，具有相似的外貌、独特的生物学特征和稳定的遗传特性，可用于不同实验目的的动物群体，如 C57BL/6J、BALB/c 小鼠品系等。

二、实验动物分类

按照遗传特点的不同，实验动物分为近交系、封闭群（远交系）、突变系、杂交群等。

1. 近交系 经连续 20 代（或以上）的全同胞兄妹交配（或者亲代与子代交配）培育而成，近交系数应大于 99%，品系内所有个体都可追溯到起源于第 20 代或以后代数的一对共同祖先。近交系的特点：①实验结果比较准确，误差较少。因为近交系动物个体之间极为一致，实验反应基本一致，因此每组仅用较少数的动物，即能发现显著性差异，可以减少重复实验，缩短实验时间。②近交系动物遗传背景明确，每个品系的生物学特性、生理学特点、易感病原等都有完整的背景材料。③近交衰退，生活力弱，对生产环境要求高、产仔少、营养要求高。小鼠近交系如：C57BL/6J、BALB/c、C3H、DBA 等。

2. 封闭群 又称远交系，在一定群体内，以非近亲交配方式育成的动物品系，连续 15 代不从外部引入新的动物种群，或者来源于近交系的种群，在封闭条件下至少经过 4 代繁殖的动物，都称为封闭群。除少数小鼠、大鼠以近交系或突变系保种和生产外，实验动物绝大多数以封闭群的形式繁育生产。小鼠封闭群如：KM、ICR、NIH、CFW 等。

3. 突变系 通过选择和淘汰，能保持特定遗传性状的品系动物。突变系是将基因突变的动物留种，扩大数量，定向培育而成。如：ay – yellow（被毛黄色、肥胖、糖尿病）、an – anemia（贫血症）、dw – dward（侏儒症）、dy – dystrophia muscularis（肌肉萎缩）、hr – hairless（无毛症）、ob – obese（肥胖症）、spa – spastic（痉挛）、Fused（椎骨异常）、SHR（自发性高血压大鼠）、青光眼兔等。

4. 杂交群 又称异系杂交，是由不同品系杂交所产生的品系。两个不同近交系杂交所生的第一代动物称为杂交一代动物或 F1 代。特点：①个体间遗传均一，能取得一致的实验结果；②表现双亲的显性性状；③环境适应性强；④具有杂种优势，如体质健壮、生长快、易于饲养管理、发育均匀、手术后恢复快等优点。小鼠 F1 代如：Nga：（C57BL/6 × DBA/2）F1、LAF1：（C57BL/J × A/HJ）F1 等。

三、实验动物等级

根据实验动物体内外存在微生物和寄生虫的情况不同，我国将实验动物群体分为：普通动物、清洁动物、无特殊病原体动物、无菌动物和悉生动物。

1. 普通动物 普通动物（Conventional animal，CV）又称一级动物，没有被疾病控制的动物，排除烈性传染病、人畜共患病，饲养于开放系统环境中。该类动物不携带用现有检测手段可测的人兽共患病原和动物烈性传染病的病原。

2. 清洁动物 清洁动物（Clean animal，CL）又称二级动物，仅对于我国国情而定，微生物控制高于普通动物，种子来源于 SPF 动物（剖腹产），饲养于亚屏障系统环境中。该类动物除普通动物应排除的病原体外，不携带对动物危害大和对科学研究干扰大的病原。

3. 无特殊病原体动物 无特殊病原体动物（Specific pathogen free animal，SPF）又称三级动物，无特定病原体动物，没有特定的微生物、寄生虫。但未必没有特定以外的微生物和寄生虫。饲养于屏障系统环境中。该类动物除普通动物、清洁动物应排除的病原体外，不携带主要潜在感染或条件致病对科学实验干扰大的病原。是目前国际公认的标准级别的实验动物，适合于做所有的科研实验。

4. 无菌动物和悉生动物 无菌动物（Germ free animal，GF）和悉生动物（Gnotobiotc animals，GN）又称四级动物。无菌动物是指采用当前的手段，没有能被检查出微生物、寄生虫的动物。妊娠末期，通过剖腹产、子宫切除手术，将无菌取出的仔鼠放在隔离系统内无菌条件下进行饲养的动物。该类动物不可检出一切生命体。悉生动物又称已知菌动物，具有已知微生物的动物，饲养于屏障系统中。

第二节　常用实验动物的品种和品系

生命科学研究中，最常用的实验动物品种为：小鼠、大鼠、豚鼠、兔、犬、猫、猪、青蛙、猕猴、仓鼠等。

一、小鼠

小鼠性情温顺，性周期短，繁殖量大，饲养管理方便，实验资料丰富，因而为使用最多的实验动物。常用的小鼠品系如下：

（一）远交系（封闭群）小鼠

1. 昆明小鼠（KM）　白色，KM 小鼠适应能力强，繁殖和育成率高。被广泛用于药理、毒理、病毒、微生物学的研究以及生物制品、药品的鉴定。

2. ICR 小鼠　白色，又称 Swiss Hauschka，为美国 Hauschka 博士饲养的瑞士小鼠。以后由美国肿瘤研究协会分送各地研究所命名为 ICR，生育能力高。

3. NIH 小鼠　白色，美国国立卫生研究院育成，繁殖力强，育成率高，雄性好斗。广泛用于药理、毒理研究和生物制品的鉴定。

（二）近交系小鼠

1. 津白 1 号（TA₁）和津白 2 号（TA₂）小鼠　TA₁繁殖力中等，肿瘤自发率低。TA₂繁殖力中等，为乳腺癌高发品系，主要用于肿瘤学研究。

2. BALB/c 小鼠　白色，我国 1979 年从美国引进。该品系乳腺癌发病率低，对致癌因子、沙门菌、放射线敏感。两性常有动脉硬化，老年雄鼠常见心脏损害。常用于单克隆抗体研究，生产免疫脾细胞和单克隆抗体腹水。

3. C57BL/6J 小鼠　黑色。乳腺癌发病率低。嗜酒，用可的松可诱发 20% 腭裂。对放射物质耐受力强，但照射后的肝癌发病率高。对结核杆菌和百日咳易感因子敏感。6% 的淋巴细胞性白血病发病率。该类小鼠基因突变可形成具有某些特殊生物学特征的模型，如先天肥胖型动物（C57BL/6J - ob/ob）、NK 细胞缺陷动物（C57BL/6J - bg/bg）、I 型糖尿病动物模型（C57BL/Ks - db/db）。

4. NJS 小鼠　是动脉粥样硬化模型动物，用于高脂血症研究。

5. AKR 系小鼠　白化，为白血病高发品系，淋巴细胞性白血病发病率雄性 76%～90%，雌性 68%～90%。血液内过氧化氢酶活性高，肾上腺类固醇脂类浓度低。对百日咳、组胺易感因子敏感。

6. KK 小鼠　为人类 2 型糖尿病模型，有时发生老龄肥胖病。血清胰岛素含量高，对双胍类降糖药敏感。

此外，还有常用的 BALB/c A - nu 裸小鼠、NC - nu 裸小鼠。

二、大鼠

大鼠的使用量仅次于小鼠。外貌与小鼠相似，个体较大，体重比小鼠重达 10 倍。常用大鼠品系如下：

（一）远交系（封闭群）大鼠

1. Wistar 大鼠　性情较温顺，繁殖力强，抗病力强，适应性强，肿瘤自发率低。广泛用于医药学、生物学、毒理学和营养学研究。

2. SD（Sprague Dewley）大鼠　体型较大，发育快，对呼吸道疾病抵抗力较强，对性激素感受性高。

（二）近交系大鼠

1. LEW 大鼠　白化，血清甲状腺素、胰岛素和生长激素含量高。高脂饲料容易引起肥胖症，可移植淋巴瘤、肾肉瘤和纤维肉瘤，可用于诱发自身免疫心肌炎、复合物血管球性肾炎、实验性过敏性脑脊髓膜炎。

2. SHR 系大鼠　白化，为自发高血压大鼠，血压常高于 200mmHg，但未见肾上腺和原发性肾损害。心血管疾病发病率高，是筛选抗高血压药物的理想动物模型。目前应用的除 SHR/Ola 高血压动物模型外，尚有 SHR/N 自发性高血压模型动物伴有心血管系统疾病与 SHR/sp 自发性高血压伴有脑卒中的动物模型。

3. WKY 大鼠　白化，作为 SHR 的正常血压对照组大鼠。雄鼠收缩压 140 ~ 150mmHg，雌鼠 130mmHg。

此外，还有糖尿病动物模型 BB 大鼠、癫痫大鼠（Auoliogenic seizures）、裸大鼠（Rowett nude）、肥胖大鼠（Fatty）、用于前列腺癌移植研究与模型建立的 COP 大鼠等。

三、兔

我国应用的多为封闭群兔，常用的品种有日本大耳白兔，又名大耳白兔；新西兰白兔；青紫蓝兔；中国兔。

四、犬

专用于医学实验的品种不多，最常用的是比格犬（Beagle），性情温顺，易于抓捕和调教，体型小，毛短，利于操作。遗传性能稳定，对实验条件反应一致性，均一性好，实验结果重复性好，是目前生命科学研究中最理想的犬品种，为国际公认。

五、豚鼠

豚鼠又名荷兰猪、天竺鼠、海猪。目前我国饲养的豚鼠多属于英国种豚鼠。

第三节　常用实验动物的生物学特性和特点

一、小鼠

小鼠性情温顺，性周期短，繁殖量大，饲养管理方便，实验资料丰富，是使用最多的实验动物。小鼠嗅觉灵敏，视觉差，对环境反应敏感，适应性差，强光或噪声可导致母鼠食仔，实验操作粗暴会引起应激和异常反应，给实验结果带来不良影响。小鼠不耐饥渴。小鼠体温调节不稳定，不宜用于发热实验。

二、大鼠

大鼠杂食性，喜居安静，夜间活跃，性情温顺，味觉差，嗅觉灵敏。大鼠无胆囊，无呕吐反应，不能用于胆功能观察或催吐实验。大鼠体温调节不稳定，一般不宜选用于发热实验。大鼠垂体 - 肾上腺系统功能发达，对应激反应灵敏，且各种内分泌腺体如垂体、肾上腺、卵巢易于摘除，适合于进行应激反应和内分泌实验研究。大鼠肝脏再生能力很强，切除 60% ~ 70% 肝叶仍有再生能力，很适合肝外科实验研究。大鼠踝关节对炎症介质十分敏感，适合于多发性关节炎和化脓性淋巴腺炎的研究。

三、豚鼠

豚鼠喜群居，性情温顺，胆小怕惊，对声音反应灵敏。因其体内缺乏左旋葡萄糖内酯氧化酶,自身不能合成维生素 C,故很适合做维生素 C 缺乏症的研究。豚鼠血清中补体含量多,效价高,常用于免疫学和生物制品的研究。豚鼠对抗生素特别敏感。对类固醇有抵抗力,可做组织相容性免疫应答遗传控制模型。豚鼠易于致敏,适合进行过敏性实验研究。豚鼠对毒性刺激反应灵敏,常用于局部皮肤毒物作用的测试。

四、家兔

兔胆小怕惊,喜独居,听、嗅觉灵敏,耐寒怕热,对环境反应敏感。具有啮齿类动物相似的特性,喜欢磨牙啃木,有吞食粪便特性。雌兔必须与雄兔交配后才能排卵而怀孕,因此可用于生殖生理和避孕药的研究。兔耳缘静脉注射和采血方便,且血清产生较多,广泛用于制备高效价和特异性强的免疫血清。家兔体温变化灵敏,对微生物及其代谢产物,如内毒素可引起感染性发热反应,宜选做发热、解热和检查热原的实验研究。高胆固醇喂饲兔,可引起典型的高胆固醇血症、主动脉粥样硬化症、冠状动脉硬化症,常作为心血管疾病的动物模型。家兔颈部的交感神经、迷走神经和主动脉减压神经分别存在,独立行走,可用于观察减压神经对心脏的作用。由于家兔胸腔中有纵隔膜,做开胸和心脏实验时,只要没弄破纵隔膜,动物就不需要人工呼吸,给实验操作带来许多方便。

五、犬

犬的嗅觉、听觉灵敏,善近人,易于驯养。对环境适应能力较强,能耐热、耐冷。犬在解剖学和生理学上与一般哺乳类实验动物比较更接近于人,可提供人类疾病自发的和诱发的动物疾病模型,被广泛用于病理、药理、毒理、生理、遗传、营养和实验外科学等的研究。如高胆固醇血症、动脉粥样硬化、糖尿病、溃疡性肠炎、红斑狼疮、先天性心脏病、凝血机制障碍、淋巴细胞性白血病、视网膜发育不全、肾盂肾炎、蛋白质营养不良等,还可作为人类传染性疾病的动物模型,如病毒性肝炎、狂犬病、链球菌性心内膜炎、寄生虫病等。犬是红绿色盲,不能以红绿为刺激条件进行条件反射实验;其汗腺不发达,不宜选作发汗实验;胰腺小,适宜作胰腺摘除术;胃小,易作胃导管,便于进行胃肠道生理的研究。犬呕吐反应敏感,宜用于催吐实验。犬的甲状旁腺位于甲状腺表面,位置固定,多在两个甲状腺相对应的两端,故选用其做甲状旁腺摘除实验很合适。

六、猫

猫所进行的实验效果较啮齿动物更接近于人,但猫的使用量较小。猫可以用于观察药物对血压、冠状窦血流量、交感神经和节后神经节的影响。猫神经系统极敏感,适用于脑神经生理学研究,研究神经递质等生理活性物质的释放与行为变化的相关性,研究睡眠、体温调节和条件反射,及周围神经和中枢神经的联系。猫适合制作多种动物疾病模型,如弓形虫病、耳聋症、脊柱裂、先天性卟啉紫质沉着症、病毒引起的营养不良、草酸尿、卟啉病等。猫呕吐反应敏感,宜用于催吐实验。

七、猪

猪的解剖学和生理学与人相似,在某些研究中有应用猪取代犬的趋势。外科手术操作性实验中，选用猪，在操作实感上更接近于人类。猪的皮肤表皮厚薄、表皮形态和增生动力学、表皮所具有的脂肪层、烧伤后皮肤的体液和代谢变化机制等均与人类相似，是实验性烧伤研究的理想动物。猪的冠脉循环，对高胆固醇食物的反应、血流动力学也与人类相似，并且易出现动脉粥样硬化的典型病灶，对人类心脏病的研究有较高的参考价值，是研究该病最佳动物之一。猪还可用作婴儿病毒性腹泻动物模型、关节炎动物模型等。

八、猕猴

猕猴（又名恒河猴）与人类的遗传物质有75%～98.5%同源性，是人类疾病和基础研究的理想动物模型。猕猴可用于传染病学、遗传性疾病、心血管病、营养性疾病、老年病、行为学、神经生物学、内分泌学、生殖生理学、药理毒理学、肿瘤学、环境卫生学等领域的研究。高胆固醇膳食饲喂时，可诱发动物的高脂血症或动脉粥样硬化，除表现动脉粥样硬化外，心脏冠状动脉前降支会形成斑块和大片心肌梗死，与人类疾病更为相似。猴的气管腺数量较多，直至三级支气管中部仍有腺体存在，选用它做慢性支气管炎或研究祛痰平喘药很适宜。猴也常用于评价药物依赖性的研究。

第四节　实验动物选择的一般要求

实验动物的恰当选择是实验设计中的重要环节，为保证实验研究中使用最适宜的实验动物，选择实验动物时应考虑到以下几点。

一、与人体结构、功能、代谢及疾病特征相似

实验动物和人类的生活环境不同，生物学特性存在许多相同和相异之处，研究者在选择动物进行实验之前，应充分了解各种实验动物的生物学特性。通过动物与人类某些机能、代谢、结构及疾病特点的相似性去选择实验动物。一般而言，动物所处进化阶段愈高，其功能、结构、反应愈接近人类，如猩猩、猕猴、狒狒等非人灵长类动物是最类似于人类的，但在实际中，非人灵长类动物属稀有动物，来源很少，又需特殊饲养，选择有较多困难。

一些带有自发性疾病的动物，可以局部或全部反映人类类似疾病过程表现，经过遗传育种的方法，可将这类动物培育成为疾病模型动物，以供研究。如遗传性高血压大鼠、糖尿病小鼠等。

不同种系动物对药物的反应存在较大差异。如雌激素能终止大鼠和小鼠的早期妊娠，但不能终止人的妊娠；吗啡对犬、兔、猴和人的中枢是抑制作用，但对小鼠和猫则是中枢兴奋；苯胺及其衍生物对犬、猫、豚鼠和人产生相似的变性血红蛋白等病理变化，对兔则不易发生，对大、小鼠等啮齿类则完全不发生等。因此在选择实验动物时应加以注意。

不同品系动物对同一刺激的反应差异很大。如DBA小鼠对声音刺激非常敏感，会发生听源性痉挛，甚至死亡，而BALB/c、C57BL小鼠则不会出现；C3H、TA_2等品系小鼠易致癌，而C57BL、TA_1等不易致癌；AKR小鼠白血病自发率达65%，而C3H雌鼠乳腺癌自发率达90%以上。因此应充分了解动物特性，选择敏感性强、对实验结果干扰小的动物品系用于实验。

二、结构简单又能反映研究指标

在能反映实验指标的情况下，选用结构功能简单的动物可获得较一致的实验结果。例如果蝇具有生活史短（12 日左右）、饲养简便、染色体数少（只有 4 对）、唾腺染色体制作容易等诸多优点，所以是遗传学研究的绝好材料。又如两栖类的蛙和蟾蜍，大脑很不发达，不能用于高级神经活动的研究，但在做简单的反射弧实验时，因其最简单的反射中枢位于脊髓，其脊髓已发展到合乎实验要求的程度，则两栖类很适合进行该类试验。

三、与实验要求一致

一般动物实验应选用健康、成年动物。一些慢性实验因周期较长或要观察动物的生长发育，应选择幼龄动物。有些特殊实验如老年病学的研究，则考虑用老龄动物。如果实验对动物性别无特殊要求，则宜雌雄各半。

四、与研究内容相匹配的标准化动物

选用经遗传学、微生物学、环境及营养控制的标准化实验动物，才能保证生物医学研究结果的准确性和重复性。一般近交系动物因其遗传纯合度高，个体差异小，特征稳定，对实验反应一致性好，实验结果精确可靠，应用领域广泛。封闭群动物适用于以群体为对象的研究课题，如人类遗传研究、药物筛选和毒性试验。许多基因突变系动物具有与人类相似的疾病模型特征，可用于某些疾病的病理和药理研究。无特定病原体（SPF）动物是国际公认的标准实验动物，使用范围最广。无菌动物是一种非常规动物，仅适用于特殊研究目的，如微生物与宿主、微生物间的相互作用、免疫发生发展机制、放射医学等方面的研究。

五、容易获得、最经济和最易饲养管理

综上，课题实验设计时如何选择合适的实验动物应当遵循上述基本原则。首先必须了解实验动物生物学特性方面的基本知识。其次，应充分查阅相关文献，利用前人的实践经验积累，选择合适的实验动物。此外，应加强与实验动物科学工作者的交流，及时有效地利用实验动物学的最新成果，做到以最小的代价最大限度地获得科学性强的实验结果。

（曾 南 刘 蓉 饶朝龙）

第一节　实验动物的捉拿、固定、标记

在进行动物实验前应正确掌握动物的捉拿固定方法，既可防止因动物过度挣扎或受损伤影响实验观察效果，又可避免实验者被咬伤。且在动物实验中，常常需要对动物进行编号分组，做上不同标记加以区别，从而保证实验顺利进行。以下将介绍药理实验课上常见的几种动物的捉拿固定及标记方法。

一、实验动物的捉拿、固定

1. 小鼠捉拿固定方法　小鼠性情温顺，一般不会主动咬人，但抓取时动作应当轻缓。首先用右手抓取鼠尾提起，置于鼠笼或实验台向后拉，在其向前爬行时，用左手拇指和示指抓住小鼠的两耳和颈部皮肤，将鼠体置于左手心中，把后肢拉直，无名指按住后腿，以小指按住鼠尾即可；富有经验者直接用左手小指钩起鼠尾，迅速以拇指和示指、中指捏住其耳后颈背部皮肤亦可（图 3－1）。这种在手中固定方式，能进行实验动物的灌胃、皮下、肌肉和腹腔注射以及其他实验操作，也可将小鼠固定在特制的固定器中。

图 3－1　小鼠捉拿方法　　　　　　　　图 3－2　大鼠捉拿方法

2. 大鼠的捉拿固定方法　大鼠的捉拿固定方法基本同小鼠，只不过大鼠比小鼠牙尖性猛，不易用袭击方式捉拿，否则会被咬伤手指，为避免咬伤可带上帆布手套。先用右手将鼠尾提起，放在粗糙物上，向后轻拉鼠尾，使其不动，再用左手拇指和示指捏住头颈部皮肤，其余三指和手掌固定鼠体，使其头、颈、腹部呈一直线，这样右手即可进行各种实验操作（图 3－2）。若做手术或解剖等，则需事先麻醉或处死，然后用细棉线绳活缚腿，背卧位绑在大鼠固定板上；尾静脉注射时的固定同小鼠（只需将固定架改为大鼠固定盒即可）。

3. 豚鼠的捉拿固定方法　豚鼠较为胆小易惊，性情温和，不咬人，所以在抓取时，

必须稳、准和迅速。一般抓取方法是：先用手掌迅速扣住鼠背，抓住其肩胛上方，以拇指和示指环握颈部，另一只手托住臀部（图3-3）。固定的方式基本同大鼠。

图3-3 豚鼠捉拿方法

4. 兔的捉拿固定方法 实验家兔多数饲养在笼内，所以抓取较为方便，一般以右手抓住兔颈部的毛皮提起，然后左手托其臀部或腹部，让其体重重量的大部分集中在左手上，这样就避免了抓取过程中的动物损伤。不能采用抓双耳或抓提腹部。家兔的固定方法有三种，分为盒式、台式及马蹄形固定式等（图3-4）。

（1）盒式固定 适用于兔耳采血、耳血管注射等情况。

（2）台式固定 适用于血压测量、呼吸等实验。手术时首先需将兔固定在兔台上，四肢用粗棉绳活结绑住，拉直四肢，将绳绑在兔台四周的固定木块上，用固定夹将头固定或用一根粗棉绳挑过兔门齿绑在兔台铁柱上。

（3）马蹄形固定 适用于腰背部，尤其是颅脑部位的实验。固定时先剪去两侧眼眶下部的毛皮，暴露颧骨突起，调节固定器两端钉形金属棒。使其正好嵌在突起下方的凹处，然后在适当的高度固定金属棒。用马蹄形固定器可使兔取用背卧位和腹卧位，所以是研究中常采用的固定方法。

图3-4 家兔的捉拿和固定

5. 犬的捉拿固定方法 未经训练用于急性实验的犬性凶恶，能咬人，因此进行实验时第一个步骤就是要绑住犬嘴。驯服的犬绑嘴时可从侧面靠近轻轻抚摸其颈背部皮毛，然后迅速用布带缚住其嘴。方法是用布带迅速兜住犬的下颌，绕到上颌打一个结，再绕回下颌下打第二结，然后将布带引至头后颈项部打第三个结，并多系一个活结（以备麻醉后解脱）（图3-5）。注意捆绑松紧度要适宜，倘若此举不成，应用犬头钳夹住其颈部，将犬按倒在地，再绑其嘴。如实验需要静脉麻醉时，可先使动物麻醉后再移去犬头钳，解去绑嘴带，把动物放在实验台上，然后先固定头部，再固定四肢。

（1）头部固定 固定犬头需用一特制的犬头固定器，犬头固定器为一圆铁圈，圈的中央有一弓形铁，与棒螺丝相连，下面有一根平直铁闩。操作时先将犬舌拉出，把犬嘴插入固定器的铁圈内，再用平直铁闩横贯于犬齿后部的上下颌之间，然后向下旋转棒螺丝，使弓形铁逐渐下压在动物的下颌骨上，把铁柄固定在实验台的铁柱上即可。

（2）四肢固定　如采取仰卧位，四肢固定方法与家兔相同。

图 3 - 5　犬的捉拿方法

图 3 - 6　蟾蜍的捉拿和固定

6. 青蛙和蟾蜍　用左手握住动物，以示指和中指夹住一侧前肢，大拇指压住另一前肢，用右手协助，将两后肢拉直，左手无名指和小指将其压住固定（图 3 - 6）。注意在抓取蟾蜍时，切勿挤压其两侧耳部突起的毒腺，以免毒液喷出射入眼中。

二、实验动物的标记

常用的标记法有染色法、耳缘剪孔法、烙印法及号牌法等。

（一）颜料涂染

这种标记方法在实验室最常使用，也很方便。经常应用的涂染化学药品有：

1. 红色　0.5% 中性红或品红溶液。

2. 黄色　3% ~5% 苦味酸溶液。

3. 黑色　煤焦油的酒精溶液。

4. 咖啡色　2% 硝酸银溶液。

标记时用毛笔或棉签蘸取上述溶液，在动物体的不同部位涂上斑点，以示不同号码。编号的原则是：先左后右，从上到下。一般把涂在左前腿上的记为 1 号，左侧腹部记为 2 号，左后腿为 3 号，头顶部记为 4 号，腰背部为 5 号，尾基部为 6 号，右前腿为 7 号，右侧腰部为 8 号，右后腿记为 9 号。若动物编号超过 10 或更大数字时，可使用上述两种不同颜色的溶液，即把一种颜色作为个位数，另一种颜色作为十位数，这种交互使用可编到 99 号，假使把红的记为十位数，黄色记为个位数，那么右后腿黄斑，头顶红斑，则表示是 49 号鼠，余类推（图 3 - 7）。该方法对于实验周期短的实验动物较合适，时间长了染料易褪掉；对于哺乳期的子畜也不适合，因母畜容易咬死子畜或把染料舔掉。

（二）烙印法

用刺数钳在动物耳上刺上号码，然后用棉签蘸着溶在酒精中的黑墨在刺号上加以涂抹，烙印前最好对烙印部位预先用酒精消毒。

（三）针刺法

用七号或八号针头蘸取少量碳素墨水，在耳部、前后肢以及尾部等处刺入皮下，在受刺部位留有一黑色标记。该法适用于大小鼠、豚鼠等。在实验动物数量少的情况下，也可用于兔、犬等动物。

（四）打号法

用刺数钳（又称耳号钳）将号码打在动物耳朵上。打号前用蘸有酒精的棉球擦净耳朵，用耳号钳刺上号码，然后在烙印部位用棉球蘸上溶在食醋里的黑墨水擦抹。该法适用于耳朵比较大的兔、犬等动物。

（五）号牌法

用金属制的牌号固定于实验动物的耳上。大动物可将号码烙压在圆形或方形金属牌上（最好用铝或不锈钢的，它可长期使用不生锈），或将号码按实验分组编号烙在拴住动物颈部的皮带上，将此颈圈固定在动物颈部。该法适用于犬等大型动物。对猴、犬、猫等大动物有时可不做特别标记，只记录它们的外表和毛色即可。

图 3 - 7　大小鼠标记法

第二节　实验动物的给药方法

在动物实验中，为了观察药物对机体功能、代谢及形态引起的变化，常需要将药物注入动物体内。给药的途径和方法多种多样，可根据实验目的、实验动物种类和药物剂型、剂量等情况确定。以下是以常见的药理学实验动物为例来描述各种给药方法。

一、小鼠

1. 灌胃法　如图 3 - 8 捉拿小鼠，左手捏持小鼠，使其腹部面朝上，右手持灌胃器（以 1～2ml 注射器上连接细玻璃灌胃管或把注射针头磨钝稍加弯曲制成的灌胃针头，现有专用小鼠灌胃针头市售），从小鼠口角插入口腔内，用胃管将动物头部稍向背侧压迫，使口腔与食管成一直线，将胃管沿上颚壁轻轻插入食道（图3－8），当推进约2～3cm时可稍感有阻力，表明灌胃管前部已到达膈肌，此时即可推进注射器进行灌胃，若注射器推注困难，应抽出重插，若误入气管给药，可使小鼠立即死亡，注药后轻轻拔出灌胃管，一次灌药量为0.1～0.3ml/10g体重。

2. 皮下注射法　通常选择背部皮下注射，操作时让小鼠背部朝上，轻轻拉起背部皮肤，将注射针刺入皮下，把针尖向左右摆动，易摆动说明针尖确已刺入皮下，然后注射药液，拔针时，以手捏住针刺部位，防止药液外漏（图3－9）；一人注射时，可把小鼠放置于金属网上，左手拉住鼠尾，小鼠以其习性向前移动，此时，右手持针头迅速刺入背部皮下，注射药量为0.1～0.3ml/10g体重。

图3－8　小鼠灌胃法　　　　　　　　　　图3－9　小鼠皮下注射法

3. 肌内注射法　小白鼠因肌肉较少，肌内注射稍有困难，必要时可选用股部肌肉，一处注射量不超过0.1ml。

4. 腹腔注射法　以左手固定小鼠，腹部向上，注射部位应是腹部的左、右下外侧1/4的部位，因为此处无重要器官。用右手将注射器针头刺入皮下，沿皮下向前推进3～5mm，接着使针头与皮肤呈45°角刺入腹肌，如针头与腹内小肠接触，一般小肠会自动移开，故腹腔注射较为安全。继续向前推进，通过腹肌进入腹腔后感觉抵抗力消失，再回抽针栓，确定针头未刺入小肠、膀胱或血管后，此时可注入药液，一次注射量为0.1～0.2ml/10g体重。

5. 静脉注射法　一般采用尾静脉注射，事先将小鼠置于固定的筒内或铁丝罩内，或扣于烧杯内，使尾巴露出，尾巴于45～50℃的温水中浸泡半分钟或用75%的酒精棉球擦拭，使血管充血，选择尾巴左右两侧静脉注射，如针头确定已在血管内，推注药液应无阻力，注射时若出现隆起白色皮丘，阻力增大，说明未注入血管，应拔出针头重新向尾根部移动注射。注射完毕后，把尾巴向注射部位内侧折曲而止血。需反复静脉注射时，应尽可能从尾端开始，按次序向根部移动注射。一次注射量为0.05～0.1ml/10g体重（图3－11）。

图3－10　小鼠腹腔注射法　　　　　　　图3－11　小鼠尾静脉注射法

二、大鼠

1. 灌胃法 大鼠捉拿固定如图 3 – 2 所示，用左手以捉拿固定法握住大鼠（若两人合作时，助手以左手捉住大鼠用右手抓住后肢和尾巴），灌胃方法与小鼠相类似，仅采用安装在 5 ~ 10ml 注射器上的金属灌胃管（长 6 ~ 8cm，直径 1.2mm，尖端为球状的金属灌胃管，有市售）。一次灌药量为 1 ~ 2ml/100g 体重。

2. 皮下注射法 注射部位可选择背部或大腿外侧，操作如小鼠，轻轻拉起注射部位皮肤，将注射针刺入注射部位皮下，一次注射药量为 1ml/100g 体重。

3. 肌内注射 与腹腔注射法同小鼠。

4. 静脉注射法 清醒大鼠可采用尾静脉注射，方法同小鼠，麻醉大鼠可从舌下静脉给药，也可将大鼠腹股沟切开，从股静脉注射药物。

三、豚鼠

1. 灌胃法 用左手拇指和示指固定豚鼠两前肢，其余手指握住鼠身（两人操作时，助手以左手从动物的背部把后腿伸开，并把腰部和后腿一起固定，用左手的拇指和示指捏住两前肢固定），灌胃管与灌胃方法同大鼠。亦可采用插管灌胃法，用木或竹制开口器，把导尿管或塑料管通过开口器中央的小孔插入胃内，回抽注射器针栓，无空气抽回时即可注入药液。

2. 皮下注射法 注射部位多选择大腿内侧、背部、肩部等皮下脂肪少的部位。通常在大腿内侧注射，一般需两人合作，一人固定豚鼠，一人握住侧后肢，将注射器针头与皮肤呈 45°角方向刺入皮下，确定针头在皮下后注射，注射完毕后以指压刺入部位片刻，以防药液外漏。

3. 肌内注射 与腹腔注射法同小鼠。

4. 静脉注射法 注射部位可选择前肢皮下头静脉、后肢小隐静脉、耳壳静脉或雄鼠的阴茎静脉，偶尔亦可用心脏穿刺给药。一般用前肢皮下头静脉穿刺较用后肢小隐静脉成功率高，而后肢小隐静脉下部比较固定，比起明显可见但不固定的上部穿刺成功率要高。也可在胫前部将皮肤切开一小口，暴露出胫前静脉后注射，一次注射量不超过 2ml。

四、兔

1. 灌胃法 给家兔灌胃时需用到固定箱或由两人合作。助手取坐位，将家兔的躯体夹于两腿之间，左手紧握双耳固定头部，右手抓住双前肢固定前身。术者将木或竹制的开口器横放在家兔的上下颌之间，固定于舌头之上，然后把合适的导尿管经开口器中小孔，沿上颚壁慢慢插入食道约 15 ~ 18cm，此时可将导尿管外口端置于一杯清水中，若无气泡逸出，说明确已插入食道，这时可用注射器注入药液，然后用少许清水冲洗导尿管，灌胃完毕，应先捏闭导尿管外口，拔出导尿管，再取出开口器（图 3 – 12）。

图 3 - 12　家兔灌胃法

2. 皮下、肌内、腹腔注射法　基本方法与鼠类相同，选用的针头可以大一些。给药的最大容量分别为：0.5ml、1.0ml 和 5.0ml/kg。

3. 静脉注射法　注射部位一般采取耳缘静脉（兔耳外缘的血管为静脉，中央的血管为动脉，图 3 - 13）。可用酒精棉球涂擦耳部边缘静脉部位的皮肤，或用电灯泡烘烤兔耳使血管扩张，以左手示指放在耳下将兔耳垫起，并以拇指按住耳缘部分，右手持注射器，针头沿皮下向前推进少许再刺入血管，注射时若无阻力且无局部皮肤发白隆起现象，说明针头在血管内即可注射药液，注射完毕压住针眼，拔去针头，继续压迫数分钟止血（图 3 - 14）。

图 3 - 13　兔耳缘血管分布

图 3 - 14　兔耳缘静脉注射法

五、犬

1. 灌胃法　在驯化下，将插管从鼻腔或口腔插入食管内给予液体药物。

2. 皮下注射　犬的颈部或背部拉起皮下，注射针刺入皮肤与肌肉之间给药。

3. 肌内、腹腔注射　基本方法同鼠类相同，选用的针头可以大一些。

4. 静脉注射　已麻醉的犬可选用股静脉给药，未麻醉的犬采用前肢皮下头静脉注射。犬前肢小腿前内侧有较粗的头静脉和后肢外侧小隐静脉，是犬静脉注射较方便的部位。注射时先剪去该部位被毛，以酒精消毒。用压脉带绑扎肢体根部，或由助手握紧该部位，使头静脉充分扩张。术者左手抓住肢体末端，右手持注射器刺入静脉，此时可见明显回血，然后放开压脉带，左手固定针头，右手缓慢注入药物（图 3 - 15）。

颈静脉注射应有助手固定犬，术者左手拇指压迫颈部上 1/3 部位，使颈静脉充血，右手持针头穿刺。静脉滴注可将犬固定于一个木框内，在前肢皮下头静脉或后肢隐静脉穿刺滴注（图 3-16）。

图 3-15　犬静脉注射法　　　　　图 3-16　犬静脉滴注法

六、青蛙和蟾蜍

蛙及蟾蜍皮下有多个淋巴囊，对药物易吸收，但皮肤无弹性，药液容易从穿刺孔逸出。因此，给任何一个淋巴囊注药均不能直接刺入。如作腹淋巴囊注射时，将针头从股部上端刺入肌层，进入腹壁皮下淋巴囊再注药；作胸部淋巴囊注射时，针头由口腔底部穿下颌肌层而达胸部皮下；作股淋巴囊注射时，应从小腿皮肤刺入，通过膝关节而达大腿部皮下（图 3-17、图 3-18）。注入药液量一般为 0.25~0.5ml。

图 3-17　蛙的皮下淋巴囊　　　　图 3-18　蛙的胸淋巴注射法

第三节　药理实验动物用药量的计算方法

动物实验所用的药物剂量，一般按 mg/kg 体重或 g/kg 体重计算，应用时须从已知药液的浓度换算出相当于每千克（kg）体重应给予的药液量（毫升数），以便给药。

例 1：给体重 22g 的小鼠腹腔注射戊巴比妥钠 40 mg/kg 体重，溶液浓度为 0.4%，应注射多少（ml）？

计算方法：小鼠每 kg 体重需戊巴比妥钠的量为 40 mg，则 0.4% 的戊巴比妥钠溶液的注射量应为 10ml/kg 体重，现小鼠体重为 22 g，应注射 0.4% 戊巴比妥钠溶液的用量：$10 \times 0.022 = 0.22$ ml。

例 2：体重 1.8kg 的家兔，静脉注射 20% 氨基甲酸乙酯溶液麻醉，按每千克体重 1g 的剂量注射，应注射多少 ml？

计算方法：兔每千克体重需注射 1g，注射液浓度为 20%，则氨基甲酸乙酯溶液的注射量应为 5 ml/kg 体重，现在兔体重为 1.8kg，应注射 20% 氨基甲酸乙酯溶液用量：$5 \times 1.8 = 9$ ml。

【思考】

1. 给体重 2.1kg 的兔子注射 30mg/kg 的尼可刹米，注射液浓度为 10%，应注射多少？

2. 大鼠口服双氢氯噻嗪剂量为 5 mg/kg，灌胃所需药液量为 2.5 ml/100g 应配制的浓度是多少？

3. 硫喷妥钠注射剂每支 0.5 g，兔体重 1.9 kg，静注硫喷妥钠剂量为 100 mg/kg 容量为 1 ml/kg，该药 0.5 g 应配成多少毫升？注射的药量是多少？

第四节　实验动物的麻醉、采血及处死方法

在一些动物实验，特别是手术等实验中，为减少动物的挣扎和保持其安静，便于实验操作，常需对动物进行麻醉。由于动物种属间的差异等情况，所采用的麻醉方法和所选用的麻醉剂亦有所不同。实验中经常要采集实验动物的血液进行常规检查或某些生物化学分析，故必须掌握血液的正确采集。实验结束后，需对实验动物进行处死，应遵循安乐死的原则，在不影响动物实验结果的前提下，使实验动物短时间无痛苦地死亡。

一、实验动物的麻醉

1. 全身麻醉

（1）吸入法　用一块圆玻璃板和一个钟罩或一个密闭的玻璃箱作为挥发性麻醉剂的容器，多选用乙醚作麻药。麻醉时用几个棉球，将乙醚倒入其中，迅速转入钟罩或箱内，让其挥发，然后把待麻醉动物投入，约隔 4~6min 即可麻醉，麻醉后应立即取出，并准备一个蘸有乙醚的棉球小烧杯，在动物麻醉变浅时将其套在鼻上使其补吸麻药。本法最适于大、小鼠的短期操作性实验的麻醉，当然也可用于较大的动物，只是要求有麻醉口罩或较大的玻璃箱罢了。由于乙醚燃点很低，遇火极易燃烧，所以在使用时，一定要远离火源。

（2）腹腔和静脉给药麻醉法　非挥发性和中药麻醉剂均可用作腹腔和静脉注射麻醉，操作简便，是实验室最常采用的方法之一。腹腔给药麻醉多用于大小鼠和豚鼠；

较大的动物如兔、犬等则多用静脉给药进行麻醉。由于各麻醉剂的作用长短以及毒性的差别。所以在腹腔和静脉麻醉时，一定控制药物的浓度和注射量（表 3-1）。

2. 局部麻醉 浸润麻醉、阻滞麻醉和椎管麻醉一般应用 0.5% ~ 1.0% 盐酸普鲁卡因注射；眼、鼻、咽喉和黏膜表面麻醉可用 2% 盐酸可卡因溶液，滴入后数秒钟即可出现麻醉。如：

（1）兔在眼球手术时，可于结膜囊滴入 0.02% 盐酸可卡因溶液，数秒钟即可出现麻醉。

（2）猫的局部麻醉一般应用 0.5% ~ 1.0% 盐酸普鲁卡因注射。黏膜表面麻醉宜用 2% 盐酸可卡因。

（3）犬的局部麻醉用 0.5% ~ 1.0% 盐酸普鲁卡因注射。眼鼻、咽喉表面麻醉可用 2% 盐酸可卡因。

3. 麻醉注意事项

（1）静脉注射必须缓慢，同时观察肌肉紧张性、角膜反射和对皮肤夹捏的反应，当这些活动明显减弱或消失时，立即停止注射。配制的药液浓度要适中，不可过高，以免麻醉过急；但也不能过低，以减少注入溶液的体积。

（2）麻醉时需注意保温。麻醉期间，动物的体温调节功能往往受到抑制，出现体温下降，可影响实验的准确性。此时常需采取保温措施。

（3）慢性实验时，在寒冷冬季，麻醉剂在注射前应加热至动物体温水平。

（4）麻醉深度不够时，必须经过一定时间才能补足麻醉剂，且一次补加剂量不宜超过原剂量的 20% ~ 25%。

二、实验动物采血方法

1. 小鼠大鼠的采血方法

（1）剪尾采血法 当所需血量很少时采用本法。固定动物并露出鼠尾。将尾部毛剪去后消毒，然后浸在 45℃ 左右的温水中数分钟，使尾部血管充盈。再将尾擦干，用锐器（刀或剪刀）割去尾尖 0.3 ~ 0.5cm，让血液自由滴入盛器或用血红蛋白吸管吸取，采血结束，伤口消毒并压迫止血。也可在尾部作一横切口，割破尾动脉或静脉，收集血液的方法同上。每鼠一般可采血 10 次以上。小鼠每次可取血 0.1ml，大鼠 0.3 ~ 0.5ml。

（2）鼠尾刺血法 大鼠用血量不多时（仅做白细胞计数或血红蛋白检查），可采用本法。先将鼠尾用温水擦拭，再用酒精消毒和擦拭，使鼠尾充血。用 7 号或 8 号注射针头，刺入鼠尾静脉，拔出针头时即有血滴出，一次可采集 0.5 ~ 1.0ml。如果长期反复取血，应先靠近鼠尾末端穿刺，以后再逐渐向近心端穿刺。

（3）眼眶静脉丛采血 采血者的左手拇指和示指从背部较紧地握住小鼠或大鼠的颈部（大鼠采血需带上纱手套），应防止动物窒息。当取血时左手拇指及示指轻轻压迫动物的颈部两侧，使眶后静脉丛充血。右手持续接 7 号针头的 1ml 注射器或长颈（3 ~ 4cm）硬质玻璃滴管（毛细管内径 0.5 ~ 1.0mm），使采血器与鼠面成 45° 的夹角，由眼内角刺入，针头斜面先向眼球，刺入后再转 180° 使斜面对着眼眶后界。刺入深度，小鼠约 2～3mm，大鼠约 4～5mm。当感到有阻力时即停止推进，同时，将针退出约 0.1～0.5mm，边退边抽。若穿刺适当血液能自然流入毛细管中，当得到所需的血量后，即除去加于颈部的压力，同时，将采血器拔出，以防止术后穿刺孔出血。若技术熟练，用本法短期内可重复采血均无多大困难。左右两眼轮换更好。体重 20～25g 的小鼠每次可采血 0.2～0.3ml；体重 200～300g 大鼠每次可采血 0.5～1.0ml，可适用于某些生物化学项目的检验。

（4）眼眶取血法　左手持鼠，拇指与示指捏紧头颈部皮肤，使鼠眼球突出，右手持弯曲镊子或止血钳，钳夹一侧眼球部，将眼球摘除，鼠倒置，头部向下，此时眼眶很快流血，将血滴加入有抗凝剂的玻璃管内，直到流血停止。此法由于取血过程中动物未死，心脏不断跳动，一般可取鼠体重 4%～5% 的血液量，是一种较好的取血方法，但只适合一次性取血。

（5）断头取血　采血者的左手拇指和食指以背部较紧地握住大（小）鼠的颈部皮肤，并作动物头朝下倾的姿势。右手用剪刀猛剪鼠颈，约 1/2～4/5 的颈部前剪断，让血自由滴入盛器。小鼠可采用约 0.8～1.2ml；大鼠约 5～10ml。

（6）心脏采血　鼠类的心脏较小，且心率较快，心脏采血比较困难，故少用。活体采血方法与豚鼠相同。若做开胸一次死亡采血，先将动物作深麻醉，打开胸腔，暴露心脏，用针头刺入右心室，吸取血液。小鼠约 0.5～0.6ml；大鼠约 0.8～1.2ml。

（7）颈动脉采血　先将动物仰位固定，切开颈部皮肤，分离皮下结缔组织，使颈静脉充分暴露，可用注射器吸出血液。在气管两侧分离出颈动脉，离心端结扎，向心端剪口将血滴入试管内。

（8）腹主动脉采血　最好先将动物麻醉，仰卧固定在手术架上，从腹正中线皮肤切开腹腔，使腹主动脉清楚暴露。用注射器吸出血液，防止溶血。或用无齿镊子剥离结缔组织，夹住动脉近心端，用尖头手术剪刀，剪断动脉，使血液喷入盛器。

（9）股动（静）脉采血　先由助手握住动物，采血者左手拉直动物下肢，使静脉充盈。或者以搏动为指标，右手用注射器刺入血管。体重 15～20g 小鼠采血约 0.2～0.5ml，大鼠约 0.5～1.0ml。

2. 豚鼠采血法

（1）耳缘剪口采血　将耳消毒后，用锐器（刀或刀片）割破耳缘，在切口边缘涂抹 20% 柠檬酸钠溶液，阻止血凝，则血可自切口自动流出，进入盛器。操作时，使耳充血效果较好。此法能采血 0.5ml 左右。

（2）心脏采血　取血前应探明心脏搏动最强部位，通常在胸骨左缘的正中，选心跳最明显的部位作穿刺。针头宜稍细长些，以免发生手术后穿刺孔出血，其操作手法详见兔心脏采血。因豚鼠身体较小，一般可不必将动物固定在解剖台上，而可由助手握住前后肢进行采血即可。成年豚鼠每周采血应不超过 10ml 为宜。

（3）股动脉采血　将动物仰位固定在手术台上，剪去腹股沟区的毛，麻醉后，局部用碘酒消毒。切开长约 2～3cm 的皮肤，使股动脉暴露及分离。然后，用镊子提起股动脉，远端结扎，近端用止血钳夹住，在动脉中央剪一小孔，用无菌玻璃小导管或聚乙烯、聚四氟乙烯管插入，放开止血钳，血液即导管口流出。一次可采血 10 ~ 20ml。

（4）背中足静脉取血　助手固定动物，将其左膝或右膝关节伸直提到术者面前。术者将动物脚背面用酒精消毒，找出背中足静脉后，以左手的拇指和示指拉住豚鼠的趾端，右手拿的注射针刺入静脉。拔针后立即出血，呈半球状隆起。采血后，用纱布或脱脂棉压迫止血。反复采血时，两后肢交替使用。

3. 兔采血法

（1）心脏取血　将家兔仰卧固定在兔板上，剪去心前区毛，用碘酒、酒精消毒皮肤。用左手触摸胸骨左缘第 3 ~ 4 肋间隙，选择心脏跳动最明显处作穿刺点，右手持注射器，将针头插入胸腔，通过针头感到心脏跳动时，再将针头刺进心脏，然后抽出血液。

注意事项有：①动作宜迅速，以缩短在心脏内的留针时间和防止血液凝固；②如针头已进入心脏但抽不出血时，应将针头稍微后退一点；③在胸腔内针头不应左右摆动以防止伤及心肺，一次可取血 20 ~ 25ml。

（2）耳中央动脉采血　将兔置于固定筒内，在兔耳的中央有一条较粗、颜色较鲜红的中央动脉，用左手固定兔耳，右手取注射器，在中央动脉的末端，沿着动脉平行地向心方向刺入动脉，即可见动脉血进入针筒，取血完毕后注意止血。此法一次抽血可达 15ml。但抽血时应注意，由于兔耳中央动脉容易发生痉挛性收缩，因此抽血前，必须先让兔耳充分充血，当动脉扩张，未发生痉挛性收缩之前立即进行抽血，如果等待时间过长，动脉经常会发生较长时间的痉挛性收缩。取血用的针头一般用 6 号针头，不要太细。针刺部位从中央动脉末端开始。不要在近耳根部取血，因耳根部软组织厚，血管位置略深，易刺透血管造成皮下出血。

（3）耳静脉采血　本法为最常用的取血法之一，常作多次反复取血用，因此，保护耳缘静脉，防止发生栓塞特别重要。将兔放入仅露出头部及两耳的固定盒中，或由助手以手扶住。选耳静脉清晰的耳朵，将耳静脉部位的毛拔去，用 75% 酒精局部消毒，待干。用手指轻轻摩擦兔耳，使静脉扩张，用连有 6 ~ 8 号针头的注射器在耳缘静脉末端刺破血管，待血液漏出取血或将针头逆血流方向刺入耳缘静脉取血，取血完毕用棉球压迫止血，此种采血法一次最多可采血 5 ~ 10ml。

（4）后肢胫部皮下静脉取血　将兔仰卧固定于兔固定板上，或由一人将兔固定好。拔去胫部被毛，在胫部上端股部扎以橡皮管，则在胫部外侧浅表皮下，可清楚见到皮下静脉。用左手两指固定好静脉，右手持带有针头的注射器从内皮下静脉平行方向刺入血管，抽一下针栓，如血进入注射器，表示针头已刺入血管，即可取血。一次可取 2 ~ 5ml。取完后必须用棉球压迫取血部位止血，时间要略长些，因此处不易止血。如止血不妥，可造成皮下血肿，影响连续多次取血。

（5）股静脉、颈静脉取血　先作股静脉和颈静脉暴露分离手术。

①股静脉取血：注射器平行于血管，从股静脉下端向心方向刺入，徐徐抽动针栓即可取血。抽血完毕后要注意止血。股静脉较易止血，用于纱布轻压取血部位即可。若连续多次取血，取血部位宜尽量选择靠离心端。

②外颈静脉取血：注射器由近心端（距颈静脉分支 2~3cm 处）向头侧端顺血管平行方向刺入，使注射针一直延伸至颈静脉分支叉处，即可取血。此处血管较粗，很容易取血，取血量也较多，一次可取 10 ml 以上。取血完毕，拔出针头，用干纱布轻轻压迫取血部位也易止血。兔急性实验的静脉取血，用此法较方便。

4. 犬采血法

（1）心脏采血　犬心取血方法与兔相似。将犬麻醉，固定于手术台上，前肢向背侧方向固定，暴露胸部，将左侧第 3~5 肋间的被毛剪去，用碘酒-酒精消毒皮肤。采血者用左手触摸左侧 3~5 肋间处，选择心跳最明显处穿刺。一般选择胸骨左缘外 1cm 第 4 肋间处。持 6~7 号针头的注射器，由上述部位进针，并向动物背侧方向垂直刺入心脏。采血者可随针接触心跳的感觉，随时调整刺入方向和浓度，摆动的角度尽量小，避免损伤心肌过重，或造成胸腔大出血。当针头正确刺入心脏时，血即可进入抽射器，可抽取多量血液。

（2）股动脉采血　麻醉犬或清醒犬背位固定于犬解剖台上。助手将犬后肢向外伸直，暴露腹股沟，剪去被毛，用碘酒消毒。左手中指、示指探摸股动脉跳动部位，并固定好血管，右手持注射器，针头与皮肤呈 45°角，由动脉搏动最显眼处直接刺入血管，若刺入动脉一般可见鲜红血液流入注射器，有时还需微微转动一下针头或上下移动一下针头，方见鲜血流入。待抽血完毕，迅速拔出针头，用干药棉压迫止血 2~3min。

（3）后肢外侧小隐静脉和前肢内侧下头静脉采血　小隐静脉从后肢外踝后方走向外上侧，头静脉位于前肢脚爪上方背侧正前位。抽血前，将犬固定在犬架上或使犬侧卧，由助手将犬固定好。将抽血部位的毛剪去，碘酒-酒精消毒皮肤。采血者左手拇指和示指握紧剪毛区上部，使下肢静脉充盈，右手用连有 6 号或 7 号针头的注射器迅速穿刺入静脉，左手放松将针固定，以适当速度抽血（以无气泡为宜）。

（4）颈静脉　犬以侧卧位，固定于犬台上，剪去颈部被毛，用碘酒、酒精消毒皮肤。将犬颈部拉直，头尽量后抑。用左手拇指压住颈静脉入胸部位的皮肤，使颈静脉怒张，右手持注射器，针头沿血管平行方向向心端刺入血管。由于此静脉在皮下易滑动，针刺时除用左手固定好血管外，刺入要准确。取血后注意压迫止血。采用此法一次可取较多量的血。

（5）耳缘静脉采血　本法宜取少量血液作血常规或微量酶活力检查等。有训练的犬不必绑嘴，剪去耳尖部短毛，即可见耳缘静脉，手法基本与兔相同。

5. 猴采血法　与人类的采血法相似，常用者有以下几种。

（1）毛细血管采血　需血量少时，可在猴拇指或足跟等处采血。采血方法与人的手指或耳垂处的采血法相同。

（2）静脉采血　最宜部位是后肢皮下静脉及外颈静脉。后肢皮下静脉的取血法与犬相似。外颈静脉采血时，把猴固定在猴台上，侧卧，头部略低于台面，助手固定猴的头部与肩部。先剪去颈部的毛，用碘酒-酒精消毒，即可见位于上颌角与锁骨中点之间的怒张的外颈静脉。用左手拇指按住静脉，右手持连 6~7 号针头的注射器，其他操作与人的静脉取血相同。也可在肘窝、腕骨、手背及足背选静脉采血。但这些静脉更细、易滑动、穿刺难，血流出速度慢。

（3）动脉采血 股动脉可触及。取血量多时常被优先选用，手法与犬股动脉采血相似。此外，肱动脉与桡动脉也可用。

三、实验动物处死方法

实验动物处死必须在保证动物福利的前提下，符合伦理道德并遵循安乐死的原则。即在不影响实验结果的同时，以公众认可的、人道主义的方法短时间内处死实验动物的过程，使动物安静、无痛苦地死亡。

实验动物安乐死一般应遵循以下原则：尽量减少实验动物的痛苦，尽量避免实验动物产生惊恐、挣扎、喊叫；注意实验人员的安全，特别是在使用挥发性麻醉剂（如乙醚、安氟醚、三氟乙烷）时，一定要远离火源；选择容易操作的安乐死方法；不能影响动物实验的结果；尽可能地缩短致死时间，即安乐死开始到动物意识消失的时间；判定动物是否安乐死，不仅要看实验动物呼吸是否停止，还要看神经反射、肌肉松弛等状况。

实验动物安乐死常用方法如下：

1. 颈椎脱臼法 是大、小鼠最常用的处死方法。用拇指和食指用力往下按住鼠头，另一只手抓住鼠尾，用力稍向后上方一拉，使之颈椎脱臼，造成脊髓与脑髓断离，动物立即死亡。

2. 空气栓塞法 主要用于大动物的处死，用注射器将空气急速注入静脉，可使动物致死。当空气注入静脉后，可在右心随着心脏的跳动使空气与血液相混致血液呈泡沫状，随血液循环到全身。如进入肺动脉，可阻塞其分支，进入心脏冠状动脉，造成冠状动脉阻塞，发生严重的血液循环障碍，动物很快致死。一般兔与猫可注入 10 ~ 20ml 空气。犬可注入 70 ~ 150ml 空气。

3. 急性大失血法 用粗针头一次采取大量心脏血液，可使动物致死。豚鼠与猴等皆可采用此法。鼠可采用眼眶动、静脉大量放血致死。犬和猴等在麻醉状态下，暴露出动物的颈动脉，在两端用止血钳夹住，插入套管，然后放松近心端的钳子，轻轻压迫胸部，尽可能大量放血致死。犬也可采用股动脉放血法处死。硫喷妥钠 20 ~ 30mg/kg 静脉注射，犬则很快入睡，然后暴露股三角区，用利刀在股三角区作一个约 10cm 的横切口，将股动、静脉全部切断，立即喷出血液，用一块湿纱布不断擦去股动脉切口处的血液和凝块，同时不断用自来水冲洗流血，使股动脉切口保持通畅，动物 3 ~ 5min 内可致死。

4. 吸入麻醉致死法 应用乙醚（安氟醚、三氟乙烷）吸入麻醉的方法处死。大、小鼠在 20 ~ 30s 陷入麻醉状态，3 ~ 5min 死亡。应用此法处死豚鼠时，其肺部和脑会发生小出血点，在病理解剖时应予以注意。

5. 注射麻醉法 应用戊巴比妥钠注射麻醉致死。豚鼠可用其麻醉剂量 3 倍以上剂量腹腔注射。猫可采用本药麻醉量的 2 ~ 3 倍药量静脉注射或腹腔内注射。兔可用本药

$80 \sim 100$ ml/kg 的剂量急速注入耳缘静脉内。犬可用本药 100mg/kg 静脉注射。

6. 断头、毁脑法 常用于蛙类，用剪刀剪去头部，或用金属探针经过枕骨大孔破坏大脑和脊髓而致死。大小鼠也可采用断头法，用剪刀在鼠颈部将鼠头剪掉，由于剪断了脑脊髓，同时大量失血，动物很快死亡。目前国外多采用断头器断头，将动物的颈部放在断头器的铡刀处，慢慢放下刀柄接触到动物后，用力按下刀柄，将头和身体完全分离，这时有血液喷出，要多加注意。

7. 二氧化碳吸入法 吸入二氧化碳，此法安全、人道、迅速，被认为是处理啮齿类的理想方法，国外现多采用此法。可将多只动物同时置入一个大箱或塑料袋内，然后充入 CO_2，动物在充满 CO_2 的容器内 $1 \sim 3$min 内死去。

表 3-1　几种动物不同给药途径的常用注射量（ml）

注射途径	小鼠	大鼠	豚鼠	兔	犬
ip	$0.2 \sim 1.0$	$1 \sim 3$	$2 \sim 5$	$5 \sim 10$	$5 \sim 15$
im	$0.1 \sim 0.2$	$0.2 \sim 0.5$	$0.2 \sim 0.5$	$0.5 \sim 1.0$	$2 \sim 5$
iv	$0.2 \sim 0.5$	$1 \sim 2$	$1 \sim 5$	$3 \sim 10$	$5 \sim 15$
SC	$0.1 \sim 0.5$	$0.5 \sim 1.0$	$0.5 \sim 2$	$1.0 \sim 3.0$	$3 \sim 10$

表 3-2　动物实验常用麻醉药的用法与用量表

药物（常用溶液浓度）	动物	给药途径、剂量（mg/kg）		麻醉维持时间和特点
戊巴比妥钠（3%～5%）	犬、猫、兔	iv	$25 \sim 40$	$2 \sim 4$h，中途补充 5mg/kg，可维持 1h 以上，对呼吸、血压影响较小，肌肉松弛不完全，但麻醉稳定，常用。
		ip	$30 \sim 40$	
		SC	50	
	豚鼠、大鼠、小鼠	ip	$40 \sim 50$	
10% 异戊巴比妥钠（阿米妥钠）	兔、鼠	iv	$40 \sim 50$	约 $2 \sim 4$h，对呼吸、血压影响小，肌松不全，麻醉不够稳定。
		ip	$30 \sim 100$	
硫喷妥钠（5%）	犬、猫	iv	$15 \sim 50$	维持 $15 \sim 30$min，iv 宜缓，以免呼吸抑制。抑制呼吸严重，肌松不全。
		ip	$25 \sim 50$	
	兔	iv	$13 \sim 80$	
		ip	$50 \sim 80$	
	大鼠	iv	50	
		ip		
乌拉坦（20%）	兔、猫	iv、ip	$900 \sim 1250$	约 $2 \sim 4$h，对心功能影响较小，对呼吸及生理神经反射抑制作用小，毒性小，较安全，但作用弱。
		PO	$1000 \sim 1450$	
	鼠	ip	$1000 \sim 1500$	
		im	1300	
	蛙	淋巴囊	2000	

续表

药物 （常用溶液浓度）	动物	给药途径、剂量（mg/kg）		麻醉维持时间和特点
苯巴比妥钠（10%）	犬	iv ip	30 ~ 100 80 ~ 100	约8h，对呼吸血压影响较小，肌松不全，少用
	猫	iv ip	80 ~ 100	
氯醛糖 （2%）	犬	PO SC iv	100 100 ~ 150 60 ~ 100	约6h，对血压及神经反射影响小、安全，但肌松不全，听觉抑制不深，适宜于心血管药物实验
	猫	SC im	15 ~ 80 34	
	兔	iv	50 ~ 100	
	大鼠	ip	50 ~ 80	

表3－3　不同动物采血部位与采血量的关系

采血量	采血部位	动物品种
取少量血	尾静脉	大鼠、小鼠
	耳静脉	兔、狗、猫、猪、山羊、绵羊
	眼底静脉丛	兔、大鼠、小鼠
	舌下静脉	兔
	腹壁静脉	青蛙、蟾蜍
	冠、脚蹼皮下静脉	鸡、鸭、鹅
取中量血	后肢外侧皮下小隐静脉	狗、猴、猫
	前肢内侧皮下头静脉	狗、猴、猫
	耳中央动脉	兔
	颈静脉	狗、猫、兔
	心脏	豚鼠、大鼠、小鼠
	断头	大鼠、小鼠
	翼下静脉	鸡、鸭、鸽、鹅
	颈动脉	鸡、鸭、鸽、鹅
取大量血	股动脉、颈动脉	狗、猴、猫、兔
	心脏	狗、猴、猫、兔
	颈静脉	马、牛、山羊、绵羊
	摘眼球	大鼠、小鼠

表3－4　常用实验动物的最大安全采血量与最小致死采血量

动物种类	最大安全采血量（ml）	最小致死采血量（ml）
小鼠	0.2	0.3
大鼠	1	2

动物种类	最大安全采血量（ml）	最小致死采血量（ml）
豚鼠	5	10
兔	10	40
狼犬	100	500
猎犬	50	200
猴	15	60

（郑仕中）

第四章 ▶ 药理学总论实验

实验一 药物剂量对药物作用的影响

【目的】

观察不同剂量戊四氮对中枢系统的作用差异。

【原理】

药物的量效关系指的是在一定范围内，药物作用与剂量（浓度）的大小有一定的关系。随药物剂量（浓度）的增加，药物作用出现的时间（潜伏期）缩短，作用强度增强。本实验通过给予小鼠不同剂量中枢兴奋药后，记录惊厥反应出现的潜伏期及表现，观察药物剂量对药物作用的影响。

戊四氮是中枢兴奋药，能兴奋呼吸中枢和心血管运动中枢，其作用迅速而强烈，使呼吸加深加快，血压微升；剂量稍大，兴奋可扩展到大脑皮质和脊髓，引起惊厥。

本实验观察不同剂量的戊四氮对药物作用的影响，药物作用表现快且明显，浓度差异大易于观察区分药物作用的差异，也可选用其他药物，如不同剂量的苯巴比妥钠，随剂量的增加，出现镇静、催眠、麻痹致死等作用。

【材料】

1. 器材 小鼠鼠笼，1ml 注射器，电子秤。

2. 药品 1% 戊四氮水溶液，0.1% 戊四氮水溶液，苦味酸溶液。

3. 动物 小鼠 4 只，体重 18～22g，雌雄各半。

【方法】

取体重相近的小鼠 4 只，随机分为 2 组，称量、记录体重，编号。每组小鼠分别腹腔注射 1% 戊四氮水溶液、0.1% 戊四氮水溶液，0.1ml/10g 体重。记录注射时间，给药后分别放入不同的鼠笼中，不时加以触动，观察有无反射亢进现象，直至出现强直性惊厥，比较 2 组小鼠的惊厥潜伏期（从给药到发生强直性惊厥的时间）。

【结果】

将各组小鼠的实验结果记录在表 4－1 中。

表 4－1 不同浓度戊四氮对惊厥潜伏期的影响

鼠号	体重	药物	浓度	惊厥潜伏期
1				
2				
3				
4				

【注意】

1. 本实验中因为注射不同浓度的药液，注射器及针头要注意清洗干净，避免药液混淆，影响实验结果。

2. 腹腔注射药液时，注意避免药液漏出，影响药物作用的观察。

【思考题】

1. 什么是药物的量效关系？

2. 量效关系对临床指导用药有何意义？

实验二　药物理化性质对药物作用的影响

【目的】

观察不同溶解度的钡盐的作用性质及作用强度的差异。

【原理】

药物的理化性质（脂溶性、解离度等）会影响药物在体内的吸收、分布及排泄的过程，也会影响药物作用出现的快慢及强弱。本实验观察溶解度不同的钡盐对药物作用的影响。

钡离子是一种极强的肌肉毒剂，过多的钡离子被吸收入血后，可对各种类型的肌肉组织产生过度的刺激和兴奋作用，最后转为抑制而导致肌麻痹，出现四肢瘫软、心肌受累、呼吸麻痹而致死。钡盐分可溶性钡盐（氯化钡）和不溶性钡盐（硫酸钡）。口服可溶性钡盐，可迅速被吸收，引起实验动物中毒死亡；而口服不溶性钡盐，钡离子不吸收，对实验动物正常活动无影响。因此，钡盐的毒性与其溶解度有关。

本实验选用溶解度不同的钡盐观察药物理化性质对药物作用的影响，能快速明显地区分二者的药物作用差异，操作简便，成功率高，易于重复。

【材料】

1. **器材**　小鼠鼠笼，1ml 注射器，小鼠灌胃针头，电子秤。

2. **药品**　5% $BaSO_4$ 混悬溶液，5% $BaCl_2$ 溶液，苦味酸溶液。

3. **动物**　小鼠 4 只，体重 18 ~ 22g，雌雄均可。

【方法】

取体重相近的小鼠 4 只，随机分为 2 组（甲组和乙组），称量、记录体重，编号，观察其正常活动。

甲组每只小鼠分别腹腔注射 5% $BaCl_2$ 溶液、乙组每只小鼠分别腹腔注射 5% $BaSO_4$ 混悬溶液，0.2ml/10g。给药后小鼠分别放回鼠笼中，观察小鼠给药后出现的反应。

【结果】

将各组小鼠的实验结果记录在表 4 - 2 中。

表 4 – 2　5% $BaSO_4$ 与 5% $BaCl_2$ 对小鼠的作用

鼠号	体重	药物	用药后反应
1			
2			
3			
4			

【注意】

1. 给药后小鼠反应迅速，应密切注意和记录小鼠的表现。

2. $BaSO_4$ 溶液是混悬液，用注射器吸取药液前，应先混匀，避免只吸取上清液，给药剂量不准确。

3. 本实验中注射器及针头要注意清洗干净，避免药液混淆，影响实验结果。

4. 腹腔注射药液时，注意避免药液漏出，影响药物作用的观察。

【思考题】

1. 腹腔注射 5% $BaSO_4$ 和 5% $BaCl_2$ 后小鼠有何反应，为什么？

实验三　肝功能损害对药物作用的影响

【目的】

观察肝功能状态对药物作用的影响及学习筛选肝功能保护药的简单方法。

【原理】

肝脏是体内重要的代谢器官，绝大部分药物经肝脏代谢后，代谢产物无活性，少数药物需经肝脏代谢转化成有活性的代谢产物，产生药物作用。当肝功能损害后，肝脏对药物的代谢功能减弱，引起药物的作用增强或减弱，或出现毒性作用。戊巴比妥钠是镇静催眠药，主要经肝脏代谢，本实验观察肝脏损伤后，对戊巴比妥钠诱导睡眠作用的影响。

CCl_4 进入肝细胞后，经肝细胞色素 P_{450} 激活，生成三氯甲基自由基（$CCl_3 \cdot$），后者与膜脂质和蛋白质分子发生共价结合，破坏膜组织结构和功能完整性，特别是损伤线粒体膜组织结构，影响代谢功能和能量合成，最终可导致肝细胞变性，坏死。

CCl_4 致肝损害是最为常用肝损害模型，可诱导急性和慢性肝损害，实验操作简单，成功率较高，重复性好。不同种属动物和给药途径所需的剂量有差异。

【材料】

1. **器材**　小鼠鼠笼，1ml 注射器，电子秤。

2. **药品**　5% CCl_4 油溶液，0.3% 戊巴比妥钠溶液，苦味酸溶液。

3. **动物**　小鼠 4 只，体重 18 ~ 22g，雌雄各半。

【方法】

取体重相近的小鼠 4 只，随机分为 2 组（甲组和乙组），称量、记录体重，编号，观察其正常活动。

甲组每只小鼠在实验前 12 ~ 16h，按体重分别皮下注射 5% CCl_4 油溶液 0.1ml/kg，造成肝损伤，乙组小鼠未做上述处理，所有动物禁食 12h。实验时，甲、乙两组中每只小鼠分别腹腔注射 0.3% 戊巴比妥钠溶液，0.15ml/10g（45mg/kg）。给药后，记录小鼠翻正反射消失和重现的时间，计算每只小鼠的睡眠时间，比较两组小鼠的反应有何差异。

【结果】

将各组小鼠的实验结果记录在表 4-3 中。

表 4-3　戊巴比妥钠对正常和肝功能损害小鼠睡眠反应的影响

鼠号	体重	药物		翻正反射		睡眠时间
		5% CCl_4 油溶液	0.3% 戊巴比妥钠溶液	消失时间	重现时间	
1		+	+			
2		+	+			
3		−	+			
4		−	+			

【注意】

1. 实验时注意环境温度，避免温度过低，代谢减慢，影响观察结果。

2. CCl_4 需用油（花生油、豆油）稀释成所需浓度，且必须充分搅拌使其完全均匀溶解，注射剂量不宜过大，否则易造成中毒死亡。

3. CCl_4 注射后，需禁食过夜，形成肝损伤显著。

4. 翻正反射消失是指小鼠仰面朝上，1min 内不自主翻身为标准，如能自主翻身则判为清醒。

【思考题】

1. 肝损伤小鼠为什么会延长戊巴比妥钠诱导的睡眠时间？

2. 肝功能损伤的患者用药时应注意哪些事项？

实验四　不同给药途径对药物作用的影响

【目的】

观察不同给药途径对硫酸镁药物作用性质、作用速度及作用强度的影响。

【原理】

对动物进行给药时，由于给药途径不同，不仅会影响到药物作用的快慢、强弱及维持时间的长短，有时还会改变药物作用的性质并产生不同的药理作用。

给药途径：①口服：最常见的给药方式。但是要经过肝脏首关消除，就是从胃肠道吸收进入门静脉系统的药物首先经过肝脏代谢，再进入血液循环。若药物首关消除高，则进入体内血液中的药量少，生物利用度就会下降。②吸入：肺泡表面积大，血流量丰富，气态药物或气化的药物通过吸入给药被迅速吸收。③注射：包括静脉注射、静脉点滴（没有吸收的过程，药效发挥最快）、肌内注射、皮下注射等。④经皮肤给药：脂溶性高的药物，如硝酸甘油。

硫酸镁由于给药途径不同而产生不同的药理作用，硫酸镁腹腔注射给药时，会抑制中枢及外周神经系统，使骨骼肌、心肌、血管平滑肌松弛，从而发挥肌松作用和降压作用；而硫酸镁灌胃时，肠胃很少吸收增加肠容积而促进肠道推进性蠕动，产生泻下作用，故腹腔注射鼠出现肌张力明显减弱，处于安静状态；灌胃鼠则出现轻微腹泻现象。

【材料】

1. 器材　1ml 注射器，小鼠灌胃器，鼠笼，天平。

2. 药物　4% 硫酸镁。

3. 动物　实验小鼠 6 只，18～22g，雌雄各半。

【方法】

取体重相近的小鼠 6 只，随机分为 2 组，称重，标记，一组腹腔注射 4% 硫酸镁 0.2ml/10g，另一组以同样剂量灌胃，观察并记录小鼠给药出现的症状。

【结果】

将结果填入表 4-4 中。

表 4-4　不同给药途径对药物作用的影响

组别	体重（g）	药物及剂量	给药途径	给药后反应
腹腔注射组				
灌胃组				

【注意】

1. 如果灌胃组小鼠也出现抑制，甚至呼吸麻痹而死亡，系由技术操作失误所致。

2. 注射硫酸镁的速度要缓慢。

【思考题】

1. 由于给药途径不同，对药物的作用会产生什么影响？

2. 给药途径不同时，药物的作用为什么有的会出现质的差异，有的会出现量的不同？

实验五　药物的拮抗作用

【目的】

观察拟胆碱药与抗胆碱药之间的拮抗作用，以理解药物的受体机制。

【原理】

虹膜括约肌受副交感神经支配，此神经兴奋或应用拟胆碱药时瞳孔缩小，应用抗胆碱药时瞳孔扩大。

【材料】

1. 器材　兔固定盒，游标卡尺，滴管。

2. 药品 0.05%硫酸阿托品注射液, 0.2%硝酸毛果芸香碱注射液。

3. 动物 家兔1只, 体重2~3kg, 雌雄均可。

【方法】

1. 取家兔放于兔固定箱内固定, 用毛剪剪去兔两眼睫毛, 然后用瞳孔量尺测量瞳孔大小, 连续3次, 取平均值。

2. 在家兔左眼滴入0.2%毛果芸香碱3滴, 滴药时用拇指和示指将下眼睑提起, 使成囊状, 再用中指压住鼻泪管开口处, 防止药液流入鼻泪管而不起作用。15min后再测量瞳孔大小, 连续3次, 取平均值, 并进行比较。

3. 滴入毛果芸香碱20min后, 分别于两眼滴入0.05%硫酸阿托品注射液3滴, 15min后观察两眼瞳孔变化, 并测量其大小, 连续3次, 并取平均值。

【结果】

按表4-5记录实验结果。

表4-5 毛果芸香碱和阿托品的相互拮抗作用

项目		正常	毛果芸香碱	阿托品
瞳孔大小	左眼			
	右眼			

【注意】

1. 每次测量瞳孔时光照条件 (如光照强度) 要一致, 以免影响实验结果。

2. 测量瞳孔直径时不能接触或刺激角膜, 以免影响瞳孔大小。

【思考题】

1. 从实验结果中如何说明药物的拮抗作用?

实验六 磺胺嘧啶半衰期的测定

【目的】

掌握药物半衰期的测定方法及学习计算半衰期。

【原理】

磺胺类药物在酸性溶液中, 可与亚硝酸钠起重氮反应, 产生重氮盐, 此盐在碱性溶液中, 与酚类化合物 (麝香草酚) 起偶联反应, 形成橙色的偶氮化合物。利用光电比色法测定给药前后不同时间血浆药物浓度的变化。

当测定药物半衰期时, 药物单次静脉注射给药后, 可在不同时间取血检测药物浓度, 至少取6~7个点, 以判断曲线类型。若以药物浓度的对数对时间作图, 得一直线, 由直线上任意两点算出斜率。

$$斜率 (b) = \frac{\lg c_1 - \lg c_2}{t_1 - t_2}$$

式中 c_1 和 c_2 为直线上任意两点浓度, t_1 和 t_2 分别为该浓度相应的时间。当符合一室模型药物静脉注射后, 可准确地测知两个不用时间 (t_1, t_2) 的血药浓度 (c_1, c_2) 后,

即可代入 $b = -K/2.303$，求出消除率常数 K。

$$K = -2.303 \frac{\lg c_1 - \lg c_2}{t_1 - t_2}$$

而 $t_{1/2}$ 与 K 的关系如下：$t_{1/2} = \dfrac{0.693}{K}$

另一描述药物消除规律的有用参数是药物体内留存率（Rt），即每隔 t 小时体内留存药量占原药量的比率。$t_{1/2}$ 与 Rt 的关系如下：代入公式：

$$t_{1/2} = -0.301 \frac{T}{\lg Rt} = -0.301 \frac{t_2 - t_1}{\lg c_2 - \lg c_1}$$

式中 c_1，c_2 为不同时间的血药浓度。$t_2 - t_1$ 为两次取血的时间间隔。本实验以磺胺嘧啶钠盐为例介绍药物半衰期 $t_{1/2}$ 的测定方法。求出该药物的血浆半衰期 $t_{1/2}$。

【材料】

1. 器材　兔手术台，手术器械，722 型分光光度计，离心机及试管，吸管，滴管。

2. 药品　20% 乌拉坦，20% 磺胺嘧啶，6% 三氯醋酸，0.5% 麝香草酚（用 20% 新鲜配制），0.5% 的亚硝酸钠，0.5% 肝素。

3. 动物　家兔，体重 2.0～3.0kg，雌雄皆可。

【方法】

1. 实验兔背位固定，20% 乌拉坦 5ml/kg 体重耳缘静脉注射麻醉。

2. 颈部手术：气管插管，颈总动脉插管。

3. 体内肝素化：耳缘静脉注射 0.5% 肝素 1ml/kg。

4. 加样试管的准备：取离心管 8 支，编号为对照、0、5、10、20、30、40、60，各管加入 6% 三氯醋酸 7.8ml。

5. 肝素化后 5min 用从对侧耳缘静脉取血 0.5ml，再准确吸取 0.2ml 加入对照组离心管。

6. 耳缘静脉注入 20% 磺胺嘧啶溶液 2ml/kg，分别于给药后的第 0、5、10、20、30、40、60min 时放血 0.5ml，每次准确吸取 0.2ml 加入相应编号的离心管混匀。

7. 样品管离心（1500rpm，5min）。

8. 测定：取试管 8 支按表 4-6 编号加样测定。

表 4-6　试样加入次序

	对照管	待测管						
		0′	5′	10′	20′	30′	40′	60′
给药前上清液（ml）	3	—	—	—	—	—	—	—
给药后上清液（ml）	—	3	3	3	3	3	3	3
0.5% 也硝酸钠（ml）	1	1	1	1	1	1	1	1
0.5% 麝香草酚（ml）	2	2	2	2	2	2	2	2

【结果】

按表 4 - 7 记录实验结果。

表 4 - 7　磺胺嘧啶半衰期的测定

	对照管	待测管						
		0'	5'	10'	20'	30'	40'	60'
光密度（A）								
浓度（C）								
浓度对数（lgC）								

【注意】

1. 给磺胺嘧啶时一定要注入静脉内，若注射至皮下将会影响 $t_{1/2}$ 测定。

2. 每次取血前先将插管中残血放掉。

3. 每吸取一个血样时，必须更换吸嘴。

4. 操作程序不得颠倒，每次加试剂后必须混匀。

5. 采血时间不准时，应记录实际时间。

6. 血液加到装三氯醋酸试管内立即振摇，否则易出现凝血块。

【思考题】

1. 血药浓度半衰期的定义？

2. $t_{1/2}$、生物利用度和表观分布容积的定义和意义。

实验七　半数致死量的测定

【目的】

掌握半数致死量的测定方法及意义。

【原理】

LD_{50} 的测定方法很多，寇氏法、图解法、概率法等。本次实验用改良寇氏法。此法这种方法设计简单、计算方便、要求不高，但精度不够，一般仅用于毒性的初步测定。

改良寇氏法即取小鼠随机分组、编号、称重。各组按等比剂量分别腹腔注射普鲁卡因（Procaine）溶液。记录各组动物死亡数，列表统计 P 值。按公式 $LD_{50} = \log^{-1}[Xm - i(\sum p - 0.5)]$ 计算普鲁卡因的半数致死量。

半数致死量是衡量药物毒性大小的指标，评价药物优劣的重要参数，是申报新药过程中必须提供的药理学资料。

【材料】

1. **器材**　小鼠笼、1ml 注射器。

2. **药品**　普鲁卡因（Procaine）系列浓度溶液。

3. **动物**　小鼠，60 只，体重 18～22g，雌雄兼用。

【方法】

1. 改良寇氏（Karber）法计算 LD_{50}　此法常用小鼠或大鼠来进行测定，先以少量动物做预实验，以获得粗略的最大不致死量（LD_0）和最小全致死量（LD_{100}）。然后，在此范围内按等比级数分成 4~6 组。从求得的 LD_0 及 LD_{100} 计算相邻组间剂量的公比（r）：

$$1/r = \sqrt[(n-1)]{b/a} \quad - - - - - - - - - - - - - - - - - - - \quad (1)$$

式中 N – 欲分组数；b – 预实验的 LD_{100} 剂量；a：预实验的 LD_0 剂量。则各组剂量分别为：b、br、br^2、br^3

例如：通过预实验，求得 Procaine 的 LD_0 为 98.3mg/kg，LD_{100} 为 240mg/kg，设 5 组进行实验，各组剂量为多少？

将例题数据代入公式（1）：

$$1/r = \sqrt[(n-1)]{b/a} = \sqrt[4]{240/98.3} = 1.25$$

则：$r = 0.8$

故各组剂量分别为：$b = 240$；$br = 192$；$br^2 = 153.6$；$br^3 = 122.9$；$br^4 = 98.3$（mg/kg）。

依上述分组求得各组死亡率（或有效率）后，即可按改良寇氏法公式计算 LD_{50}（或 ED_{50}）。

各组死亡率分别为 94.0%、81.3%、50.0%、31.3% 及 6.3%，则将实验结果列表如表 4–8。

表 4 – 8　药物 LD_{50} 测定

X 组别	计量（mg/kg）	对数计量（X）	小鼠数（n）	死亡 只数	死亡 %	P	P²
1							
2							
3							
4							
5							

注：$X_m = 2.3802$；$n = 16$；$\sum p = 2.63$；$\sum p^2 = 1.93$；$i = 0.0969$

其中：X_m – 最大剂量的对数（例中 $\log 240 = 2.3802$）

　　　i – 相邻两组剂量的对数间距

　　　n – 每一剂量组的动物数

　　　p – 各组动物的死亡率，以小数表示

　　　$\sum p$：各组动物死亡率的总和

2. 应用改良寇氏（Karber）法计算半数致死量（LD_{50}）及其可信限：

（1）求 LD_{50}

公式：$LD_{50} = \log^{-1} [X_m - i (\sum p - 0.5)] \quad - - - - - - - - - - - \quad (2)$

将表内数值代入公式（2）进行计算：

$$LD_{50} = \log^{-1} [2.3802 - 0.0969 (2.63 - 0.5)]$$

$$= \log^{-1} 2.1742$$

$$= 149 \ (mg/kg)$$

（2）求 LD_{50} 的95%可信限

公式：$\log^{-1} (m \pm t \cdot S_m)$ — — — — — — — — — — — — — — — （3）

质反应时 $p = 0.95$ 时：$t = 1.96$；$m = X_m - i (\sum p - 0.5)$

S_m（m 的标准误）$= i \sqrt{(p - p^2) / (n - 1)}$ — — — — — — — — — （4）

则：将表内数值代入公式（4）得到：$S_m = 0.0969 \sqrt{(2.63 - 1.93) / (16 - 1)}$ $= 0.0208$

将 Sm 数值代入公式（3）计算可信限：

上限：$\log^{-1} (2.1742 + 1.96 \times 0.0208) = \log^{-1} 2.2149 = 164$

下限：$\log^{-1} (2.1742 - 1.96 \times 0.0208) = \log^{-1} 2.1335 = 136$

（3）LD_{50} 及95%可信限的表述为：149（136～164）（mg/kg）

3. 实验步骤

（1）预实验　根据经验或参考文献确定一个估计值，用少量动物做预实验，获得粗略的 LD_0 和 LD_{100}。

（2）确定剂量组数及剂量比　本实验确定为5组，剂量比为1:0.8。

（3）按等比系列稀释药物　本实验从1.5%开始，按1:0.8的剂量比稀释成5种浓度。

（4）分组　取50只小鼠，随机分成5组，每组10只（随机捉拿）。

（5）药物　每组小鼠用一种浓度的Procaine溶液 ip 0.2 ml/10g。

（6）观察并记录死亡百分率　小鼠注射Procaine后约1～2min出现不安症状，继而惊厥，然后转入抑制。最后有的小鼠死亡，不死者一般在15～20min内恢复常态。故观察30min内的死亡率即可（一般应观察72h）。

（7）将全室实验结果归纳，填入下表，按步骤代入公式（2）、（4）、（3），求出 LD_{50} 及95%可信限。

【结果】按表4-9记录实验结果。

表4-9　普鲁卡因（Procaine）半数致死量的测定

X 组别	计量（mg/kg）	对数计量（X）	小鼠数（n）	死亡		p	p^2
				只数	%		
1							
2							
3							
4							
5							
$X_m =$			n =	$\sum p =$	$\sum p^2 =$	I =	

【注意】

1. 应在实验过程中讲解实验设计的一般原则以及有关的统计学概念：95%可信区间。

2. 为减少实验误差，要求专人称重、专人取药、专人给药，应分工明确。

【思考题】

1. 什么是半数有效量（ED_{50}）及半数致死量（LD_{50}）？

2. 什么是治疗指数？其意义何在？

实验八 半数有效量的测定

【目的】

掌握半数有效量的测定方法及计算方法。

【原理】

戊巴比妥钠为巴比妥类镇静麻醉药，用适当剂量给小鼠腹腔注射后产生的催眠效应，常用翻正反射的消失来判断。该指标仅有阳性（催眠）和阴性（不催眠）两种现象，属于质反应。

质反应量曲线的横坐标为对数剂量，纵坐标为累加阳性频数，可得标准的 S 型曲线。在一定的剂量范围内各组的反应率将随着剂量加大而递增。而在该曲线的中央部分（50%反应处）接近一条直线，斜度最大，其剂量测定也最为准确，误差最小。

药物安全性的评价。治疗指数（TI）= LD_{50}/ED_{50}，安全系数（SF）= LD_5/ED_{95}，可靠安全系数（CSF）= LD_1/ED_{99}，三者数值大，说明药物安全性好。

【材料】

1. **器材** 烧杯，注射器，电子天平。

2. **药品** 不同浓度的戊巴比妥钠。

3. **动物** 小鼠，体重 18～22g，雌雄兼用。

【方法】

取体重 18～22g 小鼠 30 只，随机分为 5 组，称重，每组 6 只，编号。分别给每组小鼠腹腔注射不同剂量（49、39、31、25、20mg/kg）的戊巴比妥钠，给药顺序按剂量从低到高，记录给药时间以翻正反射消失作为入睡指标，给药 15min 后，记录实验组出现催眠的鼠数，汇集全班结果。采用公式 $ED_{50} = \log^{-1}\left[X_m - i \times (\sum P - 0.5)\right]$（式中，$ED_{50}$ 为药物半数有效量；X_m 为最大剂量对数值；i 为相邻两组剂量比值的对数；P 为动物反应率；$\sum P$ 为各组反应率的总和）计算结果。

【结果】按表 4-10 记录实验结果。

表 4 – 10　戊巴比妥钠的半数有效量的测定

组别	剂量（mg/kg）	Log D	实验鼠数（只）	催眠鼠数（只）	反应百分 P 率（%）	ED_{50}
1						
2						
3						
4						
5						

【注意】

1. 一定以翻正反射消失作为入睡指标，如果小鼠卧着貌似入睡，但翻转使其腹部向上，松手后不能保持腹部向上体位则不算入睡。

2. 本实验为定量实验，注射药量必须准确。给药后要仔细观察药物反应，但不可过多地翻动小鼠，以免影响实验结果。

3. 室温以 20℃ 为宜。

【思考题】

半数有效量（ED_{50}）测定的目的意义如何？

（方　芳　郑仕中　崔广智　余建强）

第五章 ▶ 传出神经系统实验

传出神经系统分为自主神经系统和运动神经系统。自主神经系统包括交感神经系统和副交感神经系统。传出神经末梢释放的递质主要有乙酰胆碱和去甲肾上腺素，根据其释放递质的不同，将传出神经分为胆碱能神经和去甲肾上腺素能神经。胆碱能神经包括全部交感神经和副交感神经的节前纤维、运动神经、全部副交感神经的节后纤维和极少数交感神经节后纤维（支配汗腺分泌和骨骼肌血管舒张的神经），去甲肾上腺素能神经则包括绝大部分交感神经节后纤维。前者释放乙酰胆碱，后者主要释放去甲肾上腺素。

在传出神经系统效应器官上分布有不同的受体，当神经末梢释放的递质与效应器官的受体相结合后，可以产生不同的生理效应。例如：乙酰胆碱与位于骨骼肌上的 N_2 受体结合之后，引起骨骼肌的兴奋，产生震颤和抽搐；去甲肾上腺素与心脏 β_1 受体结合之后，引起心肌收缩力加强、心率的加快、心脏传导加快。

交感神经系统药物对于心脏和血管影响较为明显，研究该类药物常用的实验方法主要有心血管系统中的血压实验、离体和在体心脏实验、离体主动脉条实验等；还可采用一些体外实验分析药物的作用部位，例如：豚鼠气管链、豚鼠回肠、大鼠胃底条等。副交感神经系统药物对于平滑肌、腺体影响较为显著，研究中常观察其对胃肠道平滑肌、唾液、瞳孔及血压的影响。例如：观察药物对离体或在体动物肠平滑肌活动影响。此外，可通过测定传出神经递质儿茶酚胺和乙酰胆碱的含量，或采用放射性配基受体结合实验对胆碱能受体和肾上腺素受体进行定位、定性的研究，来探讨传出神经系统药物的作用机制。

实验一 毛果芸香碱和阿托品对腺体分泌的作用

【目的】

观察 M 受体激动剂毛果芸香碱和拮抗剂阿托品对小鼠唾液分泌的影响。

【原理】

胆碱受体可分为 M 受体和 N 受体，M 受体主要分布在心脏、眼、内脏平滑肌及腺体。唾液腺对 M 受体激动剂和拮抗剂的反应最为明显，当唾液腺 M 受体受到激动时，腺体分泌增加，拮抗受体时，腺体分泌减少。

激动胆碱受体可增加腺体的分泌，其中唾液腺对药物作用最敏感。

本实验先给予小鼠毛果芸香碱，促进唾液腺的分泌，然后再给阿托品，观察其拮抗毛果芸香碱的作用。唾液腺分泌易受个体差异的影响，变化较大，因而须有严格的对照观察。

【材料】

1. 器材 1ml 注射器，分析滤纸，天平，直尺。

2. 药品 0.1% 硝酸毛果芸香碱，0.05% 硫酸阿托品溶液。

3. 动物 小鼠 6 只，体重 18～22g，雌雄兼用。

【方法】

取小鼠 6 只，称重。随机分为甲乙两组，观察唾液分泌的正常情况后，甲乙两组小鼠首先腹腔注射 0.1% 硝酸毛果芸香碱 0.2ml/10g，计时，分别在给药后 0、5、10、15min 四个时间点测定每只小鼠唾液分泌量。然后乙组小鼠腹腔注射 0.05% 阿托品 0.2ml/10g，甲组小鼠给生理盐水作为对照，同样在给药后 0、5、10、15min 四个时间点测定每只小鼠唾液分泌量。

唾液分泌量测定方法，将小鼠抓取固定于左手，头部朝下，右手将滤纸接触小鼠口角 10 秒后，测定小鼠唾液在滤纸上形成湿斑的直径，即可间接反映小鼠唾液分泌量。

【结果】

按表 5－1 记录实验结果。

表 5－1　毛果芸香碱和阿托品对腺体分泌的影响

鼠号	体重	药物	唾液分泌量				药物剂量	唾液分泌量			
			0min	5min	10min	15min		0min	5min	10min	15min
1											
2											
3											
4											
5											
6											

【注意】

1. 小鼠给药后，捉拿时注意不应将小鼠头部接触到实验台面，以免影响实验结果。

2. 测定湿斑时，小鼠头部与滤纸接触后保持稳定，形成圆形的湿斑，以减少测量误差。

【思考题】

1. 用本方法测定小鼠唾液腺的分泌应注意哪些问题？

2. 阿托品抑制腺体分泌的作用及临床意义？

实验二　药物对家兔离体肠平滑肌的作用

【目的】

掌握离体家兔肠标本的取材方法及注意事项，观察阿托品与乙酰胆碱对兔离体肠管的影响。

【原理】离体兔肠平滑肌在适当的条件下可保持较长时间的自动节律性收缩。根据受体在肠平滑肌中分布的特点，可观察药物的作用，并可借助工具药分析其作用机制。

多种动物的离体肠肌可用来传出神经系统药物试验，一般采用豚鼠或兔的肠道。家兔空肠因具有规则的摆动运动，适用于观察药物对此运动的影响。作为离体实验，它具有简明快速可大量筛选药物等优点，但要考虑体内的吸收和代谢等因素的影响，正确分析药物的作用情况。

【材料】

1. 器材 BL－420E 生物功能实验系统，张力换能器，麦氏浴槽，双凹夹，培养皿，缝线，1ml 注射器，10ml 注射器，手术器械。

2. 药品 台氏液，0.001% 乙酰胆碱溶液，0.1% 硫酸阿托品溶液。

3. 动物 家兔 1 只，重 2.5kg 左右，雌雄不拘。

【方法】

1. 离体肠管的制备 取空腹家兔一只，击头致死，剖腹，取出空肠或十二指肠，放入盛有台氏液的器皿中，去除肠系膜，用台氏液将肠管内容物冲洗干净，再将肠管剪成 2～3cm 的肠段，备用。

2. 实验装置准备 麦氏浴管置于麦氏浴槽内，恒温 37±0.5℃，启动电脑，打开 BL－420E 生物功能实验系统软件，在"实验项目"下拉菜单中选择"消化道平滑肌活动"，在"输入信号"下拉菜单中选择"1 通道"的"张力"，在"1 通道"连接张力换能器。

3. 标本连接及记录 取一段肠段，肠段两端穿线，肠段一端系于张力换能器，另一端系于 L 型管下端的小勾上，负荷约 1g，在浴槽中加入 20ml 台氏液，通入空气供养。

4. 加药 加药待肠肌稳定 10min 后，描记正常曲线，在浴槽中加入 0.001% 的乙酰胆碱溶液 0.2ml，肠肌收缩稳定后，加入 0.1% 阿托品 0.2ml。

【结果】以描图和文字记述正常离体肠肌的张力和舒缩情况，加入各种药物后的反应，并对实验结果进行适当讨论。

【注意】

1. 制作标本时，动作应轻柔，尽量避免过度牵拉肠管，肠管及连线勿紧贴浴管壁。

2. 向浴管内加药时，不要触碰连接线，也不要把药滴到管壁上。

3. 肠管与换能器连接线不宜太紧，也不能与浴管壁接触。

【思考题】

1. 分析上述药物对肠管平滑肌的作用，并讨论这些作用的临床意义？

2. 离体平滑肌保持其收缩功能需要具备哪些基本条件？

实验三 传出神经系统药物对血压的作用

【目的】

观察传出神经系统药物对正常血压的影响及药物间的拮抗作用，学习动物血压测定的方法。

【原理】

传出神经系统药物通过作用于心脏和血管平滑肌上相应受体产生生理效应，导致动脉血压的变化。本实验通过观察肾上腺素受体和胆碱受体激动药与拮抗药之间的相互作用，分析药物的作用机制。

动物的血压测定方法有：大鼠无创尾动脉血压测定法、有创插管生物信号记录分析系统检测血压法、无线遥测血压法。其中生物信号记录分析系统检测血压法所用动物数量少，实验成本低，可以观察多个药物给药前后血压的变化，且便于分析药物的作用机制。

用于血压实验的动物可以是犬、兔、大鼠，其中兔来源容易，价格低，亦常用于血压试验，但并不理想，因个体差异大，对药物反应不及犬恒定和灵敏。

【材料】

1. 器材 生物信号记录分析系统，电脑，压力传感器，手术台，普通剪，手术剪，眼科剪，手术镊，手术刀，血管钳，动脉夹，动脉套管，静脉套管，气管插管，三通管，烧杯（500ml × 2），注射器（1ml × 5、2ml、5ml、10ml、20ml），棉绳，手术线，纱布块，手术灯，搪瓷方盘等。

2. 药品 3% 戊巴比妥钠溶液，500U/ml 肝素溶液，生理盐水，0.001% 乙酰胆碱溶液，0.1% 乙酰胆碱溶液，1% 硫酸阿托品溶液，0.01% 盐酸肾上腺素溶液，0.01% 重酒石酸去甲肾上腺素溶液，0.1% 重酒石酸间羟胺溶液，0.1% 盐酸多巴胺溶液，0.005% 硫酸异丙肾上腺素溶液，1% 甲磺酸酚妥拉明溶液，0.1% 噻吗洛尔溶液，0.5% 毒扁豆碱溶液。

3. 动物 犬、家兔或大鼠。

【方法】

1. 麻醉、固定动物 取犬（或兔、大鼠）1 只，称重。以 3% 戊巴比妥钠腹腔注射（大鼠 40mg/kg，兔静脉注射乌拉坦 1.0g/kg），麻醉后仰位固定的手术台上。

2. 启动电脑 确认 USB 接口已经接通，打开生物信号记录分析系统软件，在 "实验项目" 下拉菜单中选择 "循环实验" "动脉血压调节" 或是在 "输入信号" 下拉菜单中选择 "1 通道" 的压力，在 "1 通道" 连接压力传感器。

3. 手术 剪去颈部及一侧腹股沟的毛，在颈部做长约 10cm（兔约 3 ~ 4cm）的正中切口，分离出气管并做一 "T" 形切口，插入气管插管，用粗线结扎固定，经保持呼吸道通畅。于气管旁分离出一侧颈总动脉，结扎其远心端，在相距 3 ~ 5cm 的近心端放置动脉夹以阻断血流。将已充满肝素溶液的动脉插管连接到压力传感器，然后在靠近扎线处，用眼科剪剪一 "V" 形切口，将动脉插管朝向心方向插入，用线结扎固定。将压力传感器压力调整到 13.3 ~ 16.0kPa（100 ~ 120mmHg）。打开动脉夹及压力传感器上的三通管，动脉的波动即可通过生物信号记录分析系统软件描记下来。在一侧腹股沟处，做约长 4cm 的切口，分离出股静脉。将股静脉远心端结扎，在其近心端剪一小口，朝向心端插入已接滴定管的静脉套管，结扎固定，以备给药和输液用。

4. 描记血压变化图形 先记录正常血压曲线，然后依次由股静脉给予以下三组药物，每次给药后均注入 3ml 生理盐水，以冲洗管内残留药物。待血压恢复原水平或平衡后再给下一个药物，给药顺序及方法如下：

（1）观察拟肾上腺素药物对血压的作用及 α 受体阻断药对其作用的影响：① 0.01%盐酸肾上腺素溶液 0.1ml/kg；②0.01%重酒石酸去甲肾上腺素溶液 0.1ml/kg；③0.1%重酒石酸间羟胺溶液 0.1ml/kg；④0.1%盐酸多巴胺溶液 0.1ml/kg 体重；⑤ 0.005%硫酸异丙肾上腺素溶液 0.1ml/kg；⑥1%甲磺酸酚妥拉明溶液 0.2ml/kg，缓慢注入；⑦5min 后，依次重复①、②、③、④、⑤。

（2）观察拟肾上腺素药物对血压的作用及 β 受体阻断药对其作用的影响：① 0.01%盐酸肾上腺素溶液 0.1ml/kg；②0.01%重酒石酸去甲肾上腺素溶液 0.1ml/kg；③0.1%重酒石酸间羟胺溶液 0.1ml/kg；④0.1%盐酸多巴胺溶液 0.1ml/kg 体重；⑤ 0.005%硫酸异丙肾上腺素溶液 0.1ml/kg；⑥0.1%噻吗洛尔溶液 0.1ml/kg，缓慢注入；⑦5min 后，依次重复①、②、③、④、⑤。

（3）观察拟胆碱药物对血压的作用及胆碱受体阻断药对其作用的影响：①0.001%乙酰胆碱溶液 0.1ml/kg；②0.5%毒扁豆碱溶液 0.1ml/kg；③重复①；④1%硫酸阿托品溶液 0.2ml/kg 体重；⑤重复①；⑥0.1%乙酰胆碱溶液 0.1ml/kg。

【结果】将描记的曲线图打印剪贴，标明题目、时间、地点、室温、实验者及主要条件。也可将每次给药前后血压变化数值填入表 5－2 中。

表 5－2　传出神经系统药物对麻醉犬血压的影响

药物	给药量	血压 kPa（mmHg）	
		给药前	给药后
盐酸肾上腺素			
重酒石酸去甲肾上腺素			
重酒石酸间羟胺			
盐酸多巴胺			
硫酸异丙肾上腺素			
甲磺酸酚妥拉明			
甲磺酸酚妥拉明＋盐酸肾上腺素			
甲磺酸酚妥拉明＋重酒石酸去甲肾上腺素			
甲磺酸酚妥拉明＋重酒石酸间羟胺			
甲磺酸酚妥拉明＋盐酸多巴胺			
甲磺酸酚妥拉明＋硫酸异丙肾上腺素			
盐酸肾上腺素			
重酒石酸去甲肾上腺素			
重酒石酸间羟胺			
盐酸多巴胺			
硫酸异丙肾上腺素			
噻吗洛尔			
噻吗洛尔＋盐酸肾上腺素			
噻吗洛尔＋重酒石酸去甲肾上腺素			
噻吗洛尔＋重酒石酸间羟胺			

续表

药物	给药量	血压 kPa（mmHg）	
		给药前	给药后
噻吗洛尔 + 盐酸多巴胺			
噻吗洛尔 + 硫酸异丙肾上腺素			
0.001% 乙酰胆碱溶液			
0.5% 毒扁豆碱			
0.001% 乙酰胆碱溶液			
1% 硫酸阿托品			
0.001% 乙酰胆碱溶液			
0.1% 乙酰胆碱			

【注意】

1. 插入动脉插管时，不可用力牵拉动脉以免损伤内膜，否则引起凝血。插管插好后，要使插管与颈动脉保持在一直线上，否则插管尖翘起可将动脉戳破而引起大量出血。

2. 所试药物均用生理盐水新鲜配制。药物注入速度也应尽量一致。余药以生理盐水推入，所有生理盐水最好先温热。

3. 注射器每注射一种药物，必须彻底洗涤，否则余药将影响下一次实验结果。

4. 换能器应与心脏处于同一水平；实验中动物若渐苏醒，可再加 1/4 原麻醉药量。

【思考题】

1. 肾上腺素、去甲肾上腺素、异丙肾上腺素对血压有何作用？作用原理如何？各有何临床用途？

2. 用 α 受体阻断剂酚妥拉明后，再用拟肾上腺素药血压有何变化？试述其原理？

3. 用 β 受体阻断剂普萘洛尔后，再用拟肾上腺素药血压有何变化？试述其原理？

实验四 有机磷农药中毒及其解救

【目的】

观察有机磷中毒的症状及学习有机磷中毒解救药物的使用。

【原理】

有机磷酸酯类中毒后，胆碱酯酶（ChE）活性受到抑制，失去水解乙酰胆碱（ACh）的能力，ACh 在体内蓄积，引起一系列中毒症状（M 样、N 样和中枢神经系列症状）。抗胆碱药阿托品能拮抗 ACh 的作用，解除有机磷酸酯类中毒的 M 样症状。胆碱酯酶复活药解磷定能使被有机磷酸酯类抑制的胆碱酯酶活性恢复，对 M 及 N 样症状有效。两药合用可提高解救效果。本实验通过观察有机磷农药中毒的症状及血胆碱酯酶活性（ChE）的抑制情况，通过比较阿托品、解磷定的解救作用，掌握两药的作用原理。

本实验系为分析阿托品和解磷定的解毒机制而设计。在临床实际应用中，须将阿托品和解磷定配合应用，才能获得最好的解毒效果。解磷定剂量过大时，其本身也能抑制胆碱酯酶的活性，从而加重毒性反应。

【材料】

1. 器材 10ml 烧杯，普通天平，兔笼，滤纸，三角尺，5ml 注射器，0.5ml 注射器等。

2. 药品 10% 敌百虫溶液，0.1% 阿托品溶液，2.5% 解磷定溶液。

3. 动物 家兔，2～3kg，雌雄不拘。

【方法】

1. 取家兔 2 只，称重，观察并记录活动情况、呼吸（频率，有无呼吸困难，呼吸道有无分泌等）、瞳孔大小、唾液分泌、大小便、肌张力及有无震颤等。

2. 将两兔分别固定于箱内，以白炽灯泡烤热耳郭，使血管充血扩张。用刀片切割耳缘静脉（切口不要过大，过深），让血液自然滴出，滴入预先置有少量草酸钾结晶的试管内，立即轻轻摇匀，供测定血液胆碱酯酶活力之用。取血后切口用干棉球按压止血。

3. 两兔分别经另一侧耳缘静脉注入 5% 敌百虫溶液 2ml/kg 体重。注毕，立即记录时间并密切观察 1 中所述各项指标的变化，加以记录（如 20min 尚未出现中毒症状，可追补 1/3 剂量）。中毒症状明显后，再按上法取血，供胆碱酯酶活力测定。

4. 立即给甲兔静脉注射 0.2% 硫酸阿托品溶液 1ml/kg 体重，给乙兔静脉注射 2.5% 解磷定溶液 2ml/kg 体重，然后每隔 5min 再检查上述各项指标一次，观察比较两兔中毒症状消除的情况及两药解毒作用的特点。

5. 实验结束时，给甲、乙两兔分别补充注射解磷定与阿托品，以防兔死亡。

【结果】

根据本实验的观察项目，在表 5-3 记录甲乙两只家兔中毒前后和用不同药物解救后的症状及血液胆碱酯酶活性的改变。

表 5-3 有机磷中毒与解救过程中家兔生理指标前后变化情况

兔号	体重	药物	一般情况	呼吸情况	心率	瞳孔（mm）左	右	大小便	肌张力	肌震颤	唾液分泌	血 ChE 活性
1		用药前										
		用敌百虫后										
		用阿托品后										
2		用药前										
		用敌百虫后										
		用解磷定后										

【注意】

1. 有机磷农药静注时中毒症状发生快，抢救必须及时，如经 15 min 尚未出现中毒症状，可追加 1/3 量。敌百虫亦可改用腹腔注射给药。这样对于初学者来说还可以保存完好的耳缘静脉以备抢救之用。

2. 敌百虫可经口、皮肤或呼吸道进入体内，手接触后应立即用自来水冲洗，切勿用肥皂，因为敌百虫在碱性环境可转变为毒性更强的敌敌畏。实验室应保持良好的通风，实验后应妥善处理接触过敌百虫的器具。

【思考题】

根据本次实验结果，分析有机磷酸酯类的中毒机制，比较阿托品和解磷定的解救效果及其解救机制。

[附]

胆碱酯酶活性的测定方法（Hestrin 法）

【原理】

乙酰胆碱在血液中被胆碱酯酶水解，产生醋酸和胆碱。在一定条件下，水解乙酰胆碱的量与胆碱酯酶的活性成正比，故在反应体系中，加入过量的乙酰胆碱使之参加反应，通过测定剩余的乙酰胆碱量即可计算出被水解的量，从而推出胆碱酯酶的活性。

乙酰胆碱呈色反应：乙酰胆碱可与羟胺作用生成乙酰羟肟酸，后者在酸性条件下与三价铁离子形成褐色的羟肟酸铁络合物，其颜色的深浅可反映乙酰胆碱含量的多少，反应过程如下：

1. 盐酸羟胺与氢氧化钠作用释放出游离羟胺

$$NH_2 \cdot HCl + NaOH \longrightarrow NH_2OH + NaCl + H_2O$$

2. 剩余乙酰胆碱与游离羟胺作用，生成羟肟酸化合物

$$(CH_3)_3 \equiv N (CH_2)_2OCOCH_3 + NHOH \longrightarrow CH_3CONHOH + (CH_2)_3 \equiv N (CH_2)_2OH$$

3. 羟肟酸化合物在酸性环境中与三氯化铁生成褐色的复合物（羟肟酸铁络合物）

$$pH：1 \sim 1.5，FeCl_3 + CH_3CONHOH \longrightarrow CH_3CONHO + HCl$$

【材料】

7×10^{-3}mol/L 氯化乙酰胆碱（acetylcholine chloride，ACh）：取适量 ACh，用蒸馏水配成 2.54% 溶液，冰箱保存，用以前蒸馏水 20 倍稀释成 7×10^{-3} mol/L 溶液；1 mol/L 盐酸羟胺（$NH_2 \cdot HCl$）：取 25 g 盐酸羟胺，加蒸馏水 359 ml 配成 1 mol/L 溶液备用，冰箱保存；3.5 mol/L NaOH；4 mol/L HCl；3.7×10^{-1}mol/L $FeCl_3 \cdot 6H_2O$：取 10 g $FeCl_3 \cdot 6H_2O$，加蒸馏水 20 ml 左右，浓 HCl 0.34 ml，加温溶解，最后加蒸馏水到 100 ml 制成 3.7×10^{-2}mol/L $FeCl_3$0.1 N HCl 溶液；pH7.2 的磷酸盐缓冲液：取 Na_2HPO_4 $\cdot 12 H_2O$ 16.72 g 和 $K_2PO_4$2.72 g，加蒸馏水到 100 ml，冰箱保存。

【方法】

按表 5-4 进行。

1. 取中试管加磷酸缓冲液 0.85 ml，血样 0.15 ml，置于 37 ± 1℃ 的水浴中预热 3~5min。

2. 加入 7×10^{-3} mol/L ACh 溶液 1.0 ml，于 37 ± 1℃ 的水浴中反应 40min（若反应不充分，可继续反应 20min），每隔 10min 振摇一次。

3. 反应 40min 后立即加入碱性羟胺（1 mol/L $NH_2 \cdot HCl$ 与 3.5 mol/L NaOH 溶液在用前 20min 等容混合，并不时振荡）4.0 ml。

4. 依次加入 4 mol/L HCl 和 3.7×10^{-2}mol/L $FeCl_3$ 各 2 ml，每加一种试剂都要充分振摇。

5. 上述反应液用滤纸过滤，将滤液倒入 1.0ml 的比色杯中，以 530nm 的波长比色。

6. 对照管设置：对照管 1 为无血、无 ACh 的其他试剂空白对照；对照管 2 为全血及试剂的空白对照，无 ACh；对照管 3（标准 ACh 值）为反应系中全量 ACh 的对照；对照管的操作步骤与样品管相同。

表 5 - 4　胆碱酯酶活性的测定步骤

	磷酸缓冲液（ml）	全血（ml）	37℃水浴	乙酰胆碱（ml）	蒸馏水（ml）	37℃水浴	碱性羟胺（ml）	盐酸（ml）	三氯化铁（ml）	光密度 A	胆碱酯酶 Z
对照 1	1.0	–		–	1.0		4.0	2.0	2.0		
对照 2	0.85	0.15		–	1.0		4.0	2.0	2.0		
对照 3	1.0	–		1.0			4.0	2.0	2.0		
用药前	0.85	0.15	3~5min	1.0		40min	4.0	2.0	2.0	过滤	
敌百虫	0.85	0.15		1.0			4.0	2.0	2.0		
解磷定	0.85	0.15		1.0			4.0	2.0	2.0		
阿托品	0.85	0.15		1.0			4.0	2.0	2.0		

【结果】

碱酯酶活性值以 0.15 ml 全血在 40 min 内水解 ACh 的微摩尔来表示（μmol ACh/0.15ml/40min）

1. 酶活性值的计算

$$样本全血胆碱酯酶活性值 = \frac{A_3 + (A_2 - A_1) - A_{样本}}{A_3 - A_1} \times 7$$

A_1，A_2，A_3 和 $A_{样本}$ 分别为对照管 1、2、3 和样品管的光密度值。$A_3 - A_1$ 为单纯 ACh 全量的光密度值，$A_2 - A_1$ 为血液的光密度值，$A_3 + (A_2 - A_1)$ 为 ACh、血液和试剂的光密度，$A_3 + (A_2 - A_1) - A_{样本}$ 的 ACh 的光密度值。

2. 酶活性值的百分数计算

$$酶活性值百分数 = \frac{样本全血胆碱酯酶活性值}{正常全血胆碱酯酶活性值} \times 100\%$$

实验五　传出神经系统药物对小鼠肠蠕动的影响

【目的】

学习肠推进实验操作方法，观察新斯的明及阿托品对小鼠平滑肌的作用。

【原理】

小肠平滑肌上存在 M 受体，当 M 受体兴奋时，小肠平滑肌兴奋，肠蠕动加快，当 M 受体被阻断时，肠蠕动动减慢。本实验观察胆碱酯酶抑制剂新斯的明、M 受体阻断剂阿托品对小鼠胃肠平滑肌的作用。

本方法主要观察药物对小肠蠕动推进的影响，故可以观察具有促进小肠蠕动的药物或抑制小肠蠕动药物的研究，结合离体实验可进行药物的作用机制研究。

【材料】

1. 器材 天平，注射器（1ml），灌胃针头，手术剪，手术镊，搪瓷盘或蛙板等。

2. 药品 生理盐水，0.25%硫酸阿托品溶液，碳素墨水，0.002%甲基硫酸新斯的明溶液。

3. 动物 小鼠，18～22g，雌雄不拘。

【方法】

1. 取实验前禁食12h的小鼠6只，称重，随机分为3组。第一组腹腔注射0.25%硫酸阿托品溶液0.1ml/只，第二组腹腔注射0.002%甲基硫酸新斯的明溶液0.1ml/只，第三组腹腔注射生理盐水0.1ml/只。

2. 给药10min后，用碳素墨水0.2ml/只灌胃。15min后将动物处死，打开腹腔分离肠系膜，剪取上端至幽门，下端至回盲部的肠管，置于托盘上。轻轻将小肠拉成直线，测量肠管长度作为"小肠总长度"。从幽门至墨汁前沿的距离作为"墨汁在肠内推进距离"，并计算墨汁推进百分率。

$$墨汁推进率(\%) = \frac{墨汁在肠内推进距离(cm)}{小肠全长(cm)} \times 100\%$$

【结果】

实验结果记入表5-5。

表5-5 新斯的明、阿托品对小鼠肠蠕动的影响

组别	鼠号	小肠长度（cm）	推进距离（cm）	推进率（%）
0.25%硫酸阿托品	1			
	2			
	平均值			
0.002%甲基硫酸新斯的明溶液	1			
	2			
	平均值			
生理盐水	1			
	2			
	平均值			

【注意】

1. 开始给药至处死动物的时间必须准确，以免时间不同造成实验误差。

2. 实验动物体重越相近越好，平均体重最好用23～25g小鼠，肠管比较粗大，易于操作。

3. 肠推进距离观察的着色剂，可用10%活性炭溶液或其他颜料（1%卡红溶液）0.2ml/10g体重灌胃。

【思考题】

比较三组碳末运行率并讨论新斯的明、阿托品对肠蠕动的作用有何不同，为什么？

实验六 药物对瞳孔的影响

【目的】

观察拟胆碱药、抗胆碱药及拟肾上腺素药对瞳孔的作用，并分析药物扩瞳的作用机制。

【原理】

传出神经系统药物可分别通过作用于虹膜括约肌和虹膜辐扩大上的不同受体而影响瞳孔大小。拟胆碱药、抗胆碱药可激动或阻断括约肌上的 M 受体而使瞳孔缩小或扩大，拟肾上腺素药则可通过激动扩大肌上的 α 受体而使瞳孔扩大。

本实验主要观察药物对瞳孔大小的影响，故可以观察具有缩瞳作用的药物或扩瞳作用的药物研究。结合相应的激动剂或阻断剂可进行药物的作用机制研究。

【材料】

1. 器材 量瞳尺，滴管，手电筒。

2. 药品 1%硫酸阿托品溶液，1%硝酸匹鲁卡品溶液，0.5%水杨酸毒扁豆碱溶液，1%盐酸苯肾上腺素溶液。

3. 动物 家兔，2~3kg，雌雄不拘。

【方法】

1. 筛选动物 每组取无眼疾家兔2只，于适度光照下，用量尺测量两侧瞳孔大小（mm）。用手电筒照射瞳孔观察对光反射，即突然从侧面照射兔眼，如瞳孔随光照而缩小，则为对光反射阳性，否则为阴性，实验选用阳性动物。

2. 家兔结膜囊内滴药方法 先用左手拇指、示指将下眼睑拉成杯形，同时用中指压住鼻泪管，然后滚入药液。轻轻揉动眼睑，使药液与角膜充分接触，并在眼眶中存留1min，然后放手任其自溢，给药顺序见表5-5。

表5-5 给药顺序

兔号	左眼	右眼
甲	1%硫酸阿托品	1%硝酸匹鲁卡品
乙	1%盐酸苯肾上腺素	0.5%水杨酸毒扁豆碱

3. 滴药后10min，在同样的光照下，再测甲、乙两兔左、右眼的瞳孔大小和对光反射。如滴硝酸匹鲁卡品溶液及水杨酸毒扁豆碱溶液的瞳孔已缩小，在这两眼的结膜囊内再滴入硫酸阿托品溶液2滴，10min后检测瞳孔大小和对光反射有何变化。

【结果】

实验结果记入表5-6。

表5-6 药物对兔眼瞳孔的影响

兔号	眼睛	药物	瞳孔（mm）		对光反射	
	左	阿托品	用药前	用药后	用药前	用药后
1	右	匹鲁卡品				
		再滴阿托品				
2	左	苯肾上腺素				
	右	毒扁豆碱				
		再滴阿托品				

【注意】

1. 为避免睫毛刺激引起眨眼，实验前可将其剪掉。

2. 测量瞳孔时不能接触或刺激角膜，光照强度及角度要前后一致，否则将影响测瞳结果。

3. 观察对光反射只能用闪射灯光。

【思考题】

比较1、2两兔给药前后瞳孔的变化并讨论药物的作用机制。

（臧凯宏　黄丽萍）

第六章 ▶ 中枢神经系统实验

中枢神经系统（central nervous system，CNS）是神经系统的主要部分，包括位于椎管内的脊髓和位于颅腔内的脑。在 CNS 内大量神经细胞聚集在一起，调节某一特定生理功能，如呼吸中枢、体温调节中枢、语言中枢等，并有机地构成网络或回路，从而传递、储存和加工信息，产生各种生理活动，支配与控制动物的全部行为。中枢神经递质由神经末梢释放，作用于突触后膜受体，导致离子通道开放，并形成兴奋性突触后电位或抑制性突触后电位。中枢神经递质包括 ACh、NE、DA 等，也包括 P 物质、阿片肽、谷氨酸、GABA 等。

CNS 功能虽然非常复杂，但就其功能水平而言，不外乎兴奋和抑制。因此可以将作用于 CNS 的药物分为两大类，即中枢兴奋和中枢抑制药。从整体水平上来看，中枢神经兴奋时，其兴奋性自弱到强表现为失眠、不安、幻觉、妄想、躁狂、惊厥等；中枢抑制则表现为镇静、抑郁、睡眠、昏迷等。药物可对中枢某种特殊功能产生选择性作用，如镇痛、抗精神病、解热等。绝大多数中枢药物的作用方式是影响突触化学传递的某一环节，引起相应的功能变化，如影响递质的生成、贮存、释放和灭活过程，激动或阻断受体等。

目前，考察药物对 CNS 系统的作用可通过在体实验，也有离体器官或是细胞实验。整体实验中，常选用的动物有家兔、大鼠、小鼠。例如，经电刺激或尼可刹米等中枢兴奋药物可诱发小鼠惊厥，而中枢抑制药地西泮、戊巴比妥钠等具有抗惊厥作用；氯丙嗪可干扰体温调节中枢，致使小鼠体温随环境而变化，而解热镇痛药阿司匹林可减少体温调节中枢 PG 释放，从而降低体温。本章节主要通过在体实验，建立惊厥、呼吸抑制、疼痛等模型，对作用于 CNS 的药物进行药理作用的验证。

实验一 药物对动物自发活动的影响

【目的】

学习镇静催眠药物的筛选方法及地西泮的中枢抑制作用。

【原理】

自发活动是动物的生理特征，自发活动的多少往往表现其中枢兴奋或抑制作用状态。镇静催眠药等中枢抑制药均可明显减少小鼠的自发活动。本实验根据记录动物自发活动的变化来判断中枢抑制镇静催眠药的作用强弱。

小鼠自主活动仪由可分离反应箱和微电脑控制器组成，可同时对 6 只小鼠进行自主活动测试；实验动物在活动箱内，将一束或几束光线照射到对侧光电感应器（光敏元件），动物走动或站立 1 次，感应电流发生改变，对应记录动物活动次数，可直接观察记录动物自发活动。

镇静药和安定药的作用,常以动物自发活动减少程度来衡量。另外还用的方法是将小鼠置特制抖笼内,连接张力换能器和生物信号采集系统,以抖动方法记录其活动量,比较给药前后的变化。动物自发活动易受环境因素影响,变化较大,因而须有严格的对照观察。

【材料】

1. 器材 小鼠自主活动仪,注射器,电子秤。

2. 药品 0.05%地西泮溶液,生理盐水。

3. 动物 小鼠6只,体重18~22g,雌雄各半。

【方法】

取活动度相近的小鼠6只,随机分为2组,称重,编号。将甲组小鼠置于小鼠自主活动仪的盒内,使其适应环境约5min。然后开始计算时间,观察并记录5min后数码管上显示的数字,作为给药前的对照值。将小鼠取出,腹腔注射0.05%地西泮0.1mg/10g(即0.2ml/10g)。给药后30min、45min将小鼠放回盒内,按上述方法记录活动量1次。

将乙组小鼠先按上法测试5min内的自发活动计数,然后腹腔注射生理盐水0.2ml/10g,同样观察、记录30min、45min的活动情况,与甲组小鼠作比较。并按下列公式分别计算给药组30min、45min自发活动抑制率。

自发活动抑制率(%) = (对照组活动次数 - 给药组活动次数) / (对照组活动次数) × 100%

【结果】

按表6-1记录实验结果。

表6-1 地西泮对小鼠自发活动的影响

鼠号	体重(g)	药物/剂量	5min内活动次数(活动+站立)		
			药前	药后30min	药后45min
1					
2					
3					
4					
5					
6					

【注意】

1. 本实验对环境要求严格,特别注意安静,有条件者可在隔音室内进行,避免声、光等刺激,室温宜在20~25℃。

2. 动物活动与饮食条件、昼夜及生活环境等有密切关系,观察自发活动最好多方面条件相近。动物宜事先禁食12h,以增加觅食活动。

3. 捉拿小鼠时动作宜轻柔,避免过度刺激引起小鼠活动增多而影响实验结果。

4. 根据仪器原理,动物活动不穿过光路时则无法记录相应次数。

【思考题】

1. 用本方法测定小鼠自发活动应注意哪些问题？
2. 测定动物自发活动的变化适用于哪些药物的评价，其原理是什么？

实 验 二　硫酸镁的抗惊厥作用和中毒时钙盐的拮抗作用

【目的】

观察尼可刹米致惊厥作用；观察 Mg^{2+} 的抗惊厥作用及 Ca^{2+} 中枢性肌松药的拮抗作用。

【原理】

化学物质致惊厥法是指使用大剂量的某些化学药品引起实验动物惊厥发作，以观察受试药物对癫痫的防治效果，是一种操作简便、不需要特殊仪器装置的抗惊厥实验方法。常用的化学药品有戊四氮、尼可刹米、氨基脲等。尼可刹米为主要兴奋延髓的中枢神经兴奋药，大剂量时，增强中枢神经系统兴奋性而致惊厥。神经化学传递和骨骼肌收缩均需 Ca^{2+} 参与。Mg^{2+} 与 Ca^{2+} 化学性质相似，它竞争性地与 Ca^{2+} 受体结合，抑制 Ca^{2+} 内流，从而使运动神经末梢乙酰胆碱释放减少，骨骼松弛和血压下降。同理，当 Mg^{2+} 过量中毒时，可用 Ca^{2+} 来解救。因此，硫酸镁可用于治疗各种惊厥。但用药不当，Mg^{2+} 浓度过高时，可直接抑制延髓的呼吸中枢和血管运动中枢，引起呼吸抑制、血压剧降、心跳停止而导致死亡。其中腱反射消失常为呼吸停止的先兆。Mg^{2+} 过量中毒时，应立即进行人工呼吸，缓慢注射钙剂（氯化钙或葡萄糖酸钙）对抗。

【材料】

1. **器材**　注射器5ml，7号针头，台式磅秤。
2. **药品**　2.5%尼可刹米溶液，5%硫酸镁溶液，5%氯化钙溶液。
3. **动物**　新西兰兔1只。

【方法】

新西兰兔称重，观察正常活动后，由耳缘静脉缓缓注入2.5%尼可刹米溶液0.5ml/kg。当惊厥症状发生时（动物出现后肢伸直），立即由耳缘静脉缓缓注入5%硫酸镁溶液，至引起低头卧倒及骨骼肌松弛时（约3ml/kg），再立刻从耳缘静脉缓缓注入5%氯化钙溶液，直至肌腱反射恢复，四肢能站立时为止（约3~5ml/kg）。

【结果】

按表6-2记录实验结果。

表6-2　硫酸镁的抗惊厥作用和中毒时钙盐的拮抗作用

	家兔活动情况			
	惊厥	骨骼张力	低头卧倒	四肢站立
给药前				
注射尼可刹米后				
注射硫酸镁后				
注射氯化钙后				

【注意】

1. 硫酸镁和氯化钙溶液必须预先准备好，以备及时抢救。

2. 动物惊厥分为 5 期：潜伏期、僵直屈曲期、后肢伸直期、阵挛期以及恢复期，观察时应注意。当惊厥症状发生，出现后肢伸直时，应立即由耳缘静脉注射硫酸镁溶液解救。

3. 注意观察尼可刹米给药后，动物出现后肢伸直、惊厥；硫酸镁给药后出现骨骼肌松弛、低头卧倒；以及氯化钙给药后肌张力恢复的情况。

4. 硫酸镁口服给药时具有利胆、导泻的作用；静脉或肌内注射则具有中枢抑制、抗惊厥和降压作用。

【思考题】

结合实验结果，分析硫酸镁抗惊厥的作用机制、用途及其应用时注意事项。

实验三 尼可刹米对抗吗啡的呼吸抑制作用

【目的】

观察吗啡急性中毒时的表现及尼可刹米的解救作用。

【原理】

吗啡可降低呼吸中枢对 CO_2 的敏感性，使呼吸频率变慢、潮气量降低，大剂量则可抑制延脑呼吸中枢，引起呼吸高度抑制，是造成吗啡中毒致死亡的主要原因。尼可刹米可直接兴奋延髓呼吸中枢，提高呼吸中枢对 CO_2 的敏感性；也可刺激颈动脉体和主动脉体的化学感受器，反射性兴奋呼吸中枢，使呼吸加深加快。因此吗啡急性中毒时的呼吸抑制现象可用尼可刹米解救。但尼可刹米剂量过大时，会引起血压上升、肌震颤、惊厥，随后中枢抑制、死亡。地西泮可增强中枢抑制性神经递质 GABA 的功能，对抗尼可刹米造成的惊厥。

本实验描记呼吸曲线，将实验过程中给药前后的呼吸频率和幅度的变化记录下来。通过实验看到随着尼可刹米剂量不同，其产生的作用也不同。如使用常用量发挥的是治疗作用（兴奋呼吸中枢，解除吗啡的呼吸抑制作用），使用较大剂量可产生严重的不良反应（家兔发生惊厥），过量使用导致机体死亡。

【材料】

1. 器材 兔固定器、磅秤、鼻插管、液体石蜡、胶布、乙醇棉球、5 ml 及 10 ml 注射器、生物信号采集系统。

2. 药品 1% 盐酸吗啡溶液、5% 及 25% 尼可刹米溶液、0.5% 地西泮溶液。

3. 动物 新西兰兔 1 只，2～3kg，雌雄不拘。

【方法】

1. 取家兔 1 只，称重，置于兔固定器内；将鼻插管一端涂以液体石蜡插入兔的一侧鼻孔，用胶布固定，另一端接压力传感器并与生物信号采集系统连接，记录正常的呼吸曲线。

2. 由耳静脉推注 1% 盐酸吗啡溶液 1～2ml/kg，描记呼吸曲线，注意观察呼吸频率和幅度的变化。

3. 频率极度减慢，幅度明显降低时，立即由耳静脉缓慢注射5%尼可刹米溶液1～2ml/kg，描记呼吸曲线，注意观察呼吸频率和幅度的变化，必要时可重复注射。

4. 待呼吸抑制解除后，拨出鼻插管，停止记录。以稍快的速度由耳静脉推注25%尼可刹米溶液0.5ml/kg，待家兔出现惊厥（躁动、角弓反张等）后，立即由耳静脉推注0.5%地西泮溶液0.5ml/kg，观察惊厥缓解情况。

5. 待家兔惊厥症状完全消失之后，再由耳静脉快速推注25%尼可刹米溶液3ml/kg，观察家兔的最后反应。

【结果】

按表6-3记录实验结果。

表6-3　吗啡对呼吸的抑制作用及尼可刹米的对抗解救

	呼吸频率 （次/10秒）	呼吸振幅	惊厥/死亡
给药前			
注射1%盐酸吗啡后			
注射5%尼可刹米后			
注射25%尼可刹米溶液后			
注射0.5%地西泮溶液后			
注射25%尼可刹米溶液后			

【注意】

1. 注射吗啡的速度宜快，否则呼吸抑制的作用不明显。

2. 尼可刹米应事先准备好，当吗啡呼吸抑制明显时，立即耳缘静脉注射尼可刹米，以免动物死亡，但注射速度不宜过快，否则易致惊厥。

【思考题】

1. 吗啡急性中毒的症状有哪些，机制是什么？尼可刹米为何能对抗吗啡呼吸抑制作用？

2. 通过实验观察，分析吗啡、尼可刹米、地西泮三种药物的临床应用及注意事项。

实验四　氯丙嗪对发热小鼠体温的影响

【目的】

学习发热动物模型的制备及筛选方法，观察氯丙嗪对体温的作用特点。

【原理】

氯丙嗪对下丘脑体温调节中枢有很强的抑制作用，并阻断体温调节中枢的多巴胺受体，使体温调节失灵，机体转而类似变温动物，体温随着外界环境而变化。外界环境低温时，体温随之降低；外界环境高温时，体温随之升高。因此，测定不同环境下，正常及发热小鼠的体温可观察其对体温的调节作用。

【材料】

1. 器材 注射器，肛温表，电子秤，冰箱。

2. 药品 0.021%氯丙嗪溶液，生理盐水，液体石蜡（或凡士林），1%的2,4-二硝基苯酚。

2. 动物 小鼠16只，体重18~22g，雄性。

【方法】

1. 测量基础体温 将肛温表甩到35℃以下，末端蘸少许液体石蜡，插入小鼠肛门至水银头端完全进入，3min后取出，记录肛温表读数。选出体温介于36.6~38.3℃之间的合格小鼠。

2. 发热模型的制作及动物筛选 选体温合格的小鼠9只，背部皮下注射1% 2,4-二硝基苯酚0.03ml/10g体重。于给药后0.5h、1h和1.5h分别测量体温，挑选升温较显著的动物进行下一步实验。

3. 观察氯丙嗪对发热小鼠体温的影响 取升温动物6只，按体温随机分配至氯丙嗪组及生理盐水组，每组3只；分别腹腔注射0.021%氯丙嗪溶液0.1ml/10g体重和等量生理盐水。将两组动物按体温相近程度两两匹配，分别置于3种不同温度的环境：-5℃冰柜、室温和40℃干燥箱中。分别于0.5h和1h后各测体温1次。比较给药前后小鼠的体温变化，以及置于不同环境后各时间点，氯丙嗪和生理盐水组的体温差异。

4. 观察氯丙嗪对正常小鼠体温的影响 取正常体温小白鼠6只，分为2组，分别腹腔注射0.021%氯丙嗪溶液0.1ml/10g体重和等量生理盐水。如上操作，分别置于-5℃冰柜、室温和40℃干燥箱中。于0.5h和1h后各测体温1次，比较给药前后小鼠的体温变化，以及给药后不同时间点的体温变化。

【结果】

按表6-4、6-5记录实验结果。

表6-4 氯丙嗪对发热小鼠体温的影响

环境	氯丙嗪组			生理盐水组		
	0h	0.5h	1h	0h	0.5h	1h
低温						
室温						
高温						

表6-5 氯丙嗪对正常小鼠体温的影响

环境	氯丙嗪组			生理盐水组		
	0h	0.5h	1h	0h	0.5h	1h
低温						
室温						
高温						

【注意】

1. 每次测定体温前，必须将肛温计甩至35℃以下，也可用电子体温计测定。

2. 测定体温时，肛温计插入肛门的深度和时间应一致。

3. 实验室温度要求保持恒定。

【思考题】

结合实验结果，分析氯丙嗪的降温作用机制、特点及临床意义。

实验五 药物的抗电惊厥作用

【目的】

观察苯妥英钠及苯巴比妥钠对电惊厥的保护作用。

【原理】

惊厥是指骨骼肌异常的非自主性强直与阵挛性抽搐，并引起关节的运动。以超强电刺激动物头部，可诱导动物产生全身强直性惊厥，类似癫痫大发作的惊厥反应。目前广泛应用的电惊厥法有最大电休克发作和精神运动性发作两种方法。最大电休克发作被认为是很好的癫痫大发作实验模型，因此本法主要是用来筛选抗大发作药物。治疗癫痫药物的筛选亦可使用药物诱发惊厥模型，例如使用戊四氮惊厥发作实验，可作为治疗癫痫小发作药物的筛选模型。在药理研究中电惊厥模型可用于筛选抗癫痫药物，通过比较给药前后惊厥反应的变化，来判断药物的抗电惊厥作用。凡能抑制超强电惊厥或消除超强电惊厥的强直相的药物，均对癫痫大发作有效；如给药后需加大刺激强度才能致惊厥，则提示该药能提高惊厥发作阈。

苯妥英钠为临床常用的抗癫痫药，临床主要用于癫痫局限性发作和癫痫大发作，可治疗癫痫持续状态。苯巴比妥为镇静催眠药，同时具有较强的抗惊厥作用；临床上主要用于治疗癫痫局限性发作、癫痫大发作及癫痫持续状态。

本实验用电刺激器的两端夹住小鼠两耳（或耳－嘴唇），构成电回路，通过强电流刺激，使小鼠发生全身强直性惊厥（前肢屈曲、后肢伸直），观察苯妥英钠和苯巴比妥钠对电惊厥的保护作用。

【材料】

1. **器材** 电子秤，注射器，药理生理多用仪。

2. **药品** 生理盐水，0.5%苯妥英钠溶液，0.5%苯巴比妥钠溶液。

3. **动物** 小鼠6只，体重18~22g，雌雄不限。

【方法】

1. 设置电流电压，将药理生理多用仪的刺激方式旋钮置于"单次"位置，"A"频率置于"8Hz"，后面板上的开关拨向"电惊厥"一边，电压调至80V。

2. 将输出线前端的两鳄鱼夹用生理盐水沾湿，分别夹在小鼠的两耳上（或一端夹住小鼠双耳间皮肤，另一端夹住下颌皮肤）。接通电源，按下"启动"按钮，当小鼠出现惊厥反应（前肢屈曲、后肢伸直）时，立即停止电刺激，记录电刺激参数及刺激时间作为惊厥阈值。若未能产生强直惊厥，可将参数设置为8Hz，100V或4Hz，80V。小鼠出现惊厥反应则视为合格，共筛选出9只小鼠。

3. **分组** 先将小鼠逐一称重，再按照体重由小到大（或由大到小）排序，根据简化随机原则分为 3 组（生理盐水、苯妥英钠、苯巴比妥钠组），每组 3 只。

4. 给药　分别腹腔注射 0.5% 苯妥英钠 0.15ml/10g（即 0.75mg/10g）、0.5% 苯巴比妥钠 0.15ml/10g（0.75mg/10g）及生理盐水 0.15ml/10g。

5. 观察　给药后 30min，再以各鼠的原惊厥阈值给予刺激，观察小鼠是否出现惊厥反应；逐渐增大电压，直至小鼠出现强直性惊厥，测出给药后的惊厥域值。

【结果】

按表 6-6 记录实验结果，并进行统计学处理，比较给药前后三组间的惊厥阈值是否有差异。

表 6-6　药物抗电惊厥作用

动物分组	动物编号	药前惊厥阈电压（V）	药后惊厥阈电压（V）
生理盐水			
苯妥英钠			
苯巴比妥钠			

【注意】

1. 通电时将导线合理布置，夹住两鼠耳的鳄鱼夹严防短路，以免引起刺激器的损坏。

2. 引起惊厥的刺激电流参数，因动物的个体差异，需要通过试验而测得，以避免电刺激过大而造成动物死亡。

3. 动物惊厥发生后，应立即断电，并迅速用洗耳球对着小鼠口鼻吹气，辅助呼吸，以防止小鼠因窒息死亡。

4. 对动物进行超强电刺激时，人体切勿接触动物，以保安全。在刺激完毕后，一定要调回至电压最低处，以免发生事故。

【思考题】

1. 从用药后动物活动改变情况及电刺激后的反应，比较苯巴比妥钠与苯妥英钠作用的特点。

2. 目前抗惊厥药物共有哪些种类，各种药物在临床应用上有何异同？

实验六　镇静催眠药的协同作用和对抗中枢兴奋药的作用

【目的】

观察地西泮和戊巴比妥钠单独及合并给药对小鼠自主活动和翻正反射的影响，认识药物的协同作用；通过观察地西泮对二甲弗林致惊厥的保护作用，认识药物的拮抗作用。

【原理】

镇静催眠药依剂量的递增而呈现镇静、催眠及麻醉的作用。镇静催眠药合用，药效作用增强，且可对抗中枢兴奋药引起的惊厥行为。镇静作用的指标主要是自发活动减少；催眠作用则以动物的共济失调为指标，当环境安静时，可以逐渐入睡。翻正反射的消失可以代表催眠作用，又可以反映镇静催眠药的麻醉作用。二甲弗林是直接兴奋呼吸中枢的中枢兴奋药，剂量过大时可引起整个中枢广泛兴奋，诱发惊厥。

【材料】

1. 器材 注射器，电子秤。

2. 药品 0.08%地西泮溶液，0.4%戊巴比妥钠溶液，0.07%二甲弗林溶液，生理盐水

3. 动物 小鼠5只，体重18～22g。

【方法】取活动度相近的小鼠5只，称量、记录体重，编号。

1. 1号鼠腹腔注射0.08%地西泮0.1ml/10g体重。

2. 2号皮下注射0.4%戊巴比妥钠0.1ml/10g体重。

3. 3号先腹腔注射0.08%地西泮0.1ml/10g体重，10min后，再皮下注射0.4%戊巴比妥钠0.1ml/10g体重。

4. 4号皮下注射0.07%二甲弗林溶液0.1ml/10g体重，待惊厥发作后，腹腔注射生理盐水0.1ml/10g体重，观察小鼠情况，并与5号鼠对比有何不同。

5. 5号皮下注射0.07%二甲弗林溶液0.1ml/10g体重，待惊厥发作后，腹腔注射0.08%地西泮0.1ml/10g体重，观察能否抑制惊厥。

【结果】

按表6-7记录实验结果。

表6-7 地西泮和戊巴比妥钠的协同作用及地西泮对抗二甲弗林致惊厥的保护作用

鼠号	性别	体重(g)	第一次给药		第二次给药		两药物相互作用类型
			药物及剂量(ml/10g)	给药后反应	药物及剂量(ml/10g)	给药后反应	
1							
2							
3							
4							
5							

【注意】

1. 本实验对环境要求严格，特别注意安静，室温宜在20～25℃。

2. 注射药物较多，注意注射前核对药物及剂量。

3. 抗惊厥治疗必须预先准备好药物，以备及时抢救。

4. 镇静作用的指标主要是自发活动减少；催眠和麻醉作用以翻正反射的消失为指标。二甲弗林诱发惊厥以阵挛性惊厥为指标，出现时需立即注射地西泮抢救。

【思考题】

1. 地西泮对戊巴比妥钠和二甲弗林的作用各有何影响？

2. 在合并用药的过程中，药物间可以通过哪几种方式发生相互作用，引起哪些后果？在临床合并用药时，应注意哪些问题？

实验七 药物镇痛作用（扭体法）

【目的】

了解筛选镇痛药物的方法及操作注意，比较各类镇痛药作用特点。

【原理】

常用的镇痛药物包括镇痛药和解热镇痛药。镇痛药的镇痛作用机制主要是激动中枢阿片受体，阻止痛觉冲动向脑内传递；解热镇痛药的镇痛作用机制主要是抑制局部前列腺素合成，减轻某些疼痛的产生。两类药物作用机制不同，镇痛强度和作用特点也明显不同。小鼠腹腔受化学药物（乙酸）刺激产生疼痛，表现为扭体反应，以此作为疼痛指标，观察药物的镇痛作用。

【材料】

1. **器材** 小鼠箱，1ml 注射器。

2. **药品** 1.5% 氨基比林溶液，0.5% 哌替啶溶液，0.6% 乙酸溶液，生理盐水。

3. **动物** 小鼠，18～22g，雌雄均可。

【方法】

1. 取小白鼠 12 只，随机分为 3 组，每组 4 只，各鼠称重和标号。

2. 第一组腹腔注射生理盐水 0.1ml/10g；第二组腹腔注射 0.5% 哌替啶 0.1ml/10g；第三组腹腔注射 1.5% 氨基比林溶液 0.1ml/10g。

3. 各组给药 20min 后，各鼠均腹腔注射 0.6% 乙酸溶液 0.2ml/只，然后观察并记录腹腔注射乙酸溶液后 15min 内各小鼠产生扭体反应的次数。（扭体反应的表现：为腹部收缩，躯体扭曲，后肢伸展及蠕行。）

4. 计算各组扭体反应次数的平均值和镇痛百分率。

$$镇痛百分率 = \frac{对照组平均扭体次数 - 给药组平均扭体次数}{对照组平均扭体次数} \times 100\%$$

【结果】

按表 6-8 记录实验结果。

表 6-8 哌替啶与氨基比林的镇痛作用（扭体法）

组 别	动物数（只）	剂量（mg/kg）	首次扭体出现时间（min）	平均扭体次数次数/15 min	镇痛百分率（%）
生理盐水					
哌替啶					
氨基比林					

【注意】

1. 0.6%乙酸溶液需现用现配，装于密闭容器中。

2. 本实验也可以用0.01%酒石酸锑钾溶液，按0.2ml/只，腹腔注射致小白鼠扭体反应。

3. 小鼠的体重会影响到扭体反应的次数，要求体重均匀，在18～22g。

4. 室温在20℃为宜，当室温过低时，小鼠的扭体反应次数会减少。

5. 因动物导致扭体反应次数个体差异较大，因此，实验时动物数量越多结果越可靠。

【思考题】

哌替啶及氨基比林镇痛作用的机制是什么？

实验八　药物镇痛作用（热板法）

【目的】

了解热板法筛选镇痛药物的方法及操作注意，比较各类镇痛药作用特点。

【原理】

小鼠的足部受热板刺激产生疼痛，表现为舔后足反应，以此作为疼痛指标，观察药物的镇痛作用。

药物镇痛作用筛选的致痛方法有物理（光、热、机械）和化学方法，扭体法和热板法为常用的药物镇痛作用的筛选试验。扭体法常作为药物外周镇痛作用的经典筛选试验，本方法敏感、简便、重现性好，多用于解热镇痛药物的筛选。热板法常作为药物具有中枢镇痛作用的试验方法，主要用于筛选麻醉性镇痛药，并不适用于筛选解热镇痛药，且热板法装置简便、对小鼠损伤小、实验动物可反复利用。

【材料】

1. 器材　GL-8402型热板仪，注射器。

2. 药品　1.5%氨基比林溶液，0.5%哌替啶溶液，生理盐水。

3. 动物　小鼠，18～22g，雌性。

【方法】

1. 调节GL-8402型热板仪于55±0.5℃。

2. 动物的筛选：取雌性小鼠，各鼠称重和标号，每次取一只放置于热板上，观察其反应。自小鼠放置于热板上至出现舔后足为止，此段时间作为该鼠的正常痛阈值（即基础痛阈值）。凡小于5s，大于30s或跳跃者则弃之不用。记录预选合格小鼠的正常痛阈值。

3. 取预选合格小鼠12只，随机分为3组，每组4只。

4. 第一组腹腔注射生理盐水0.1ml/10g；第二组腹腔注射0.5%哌替啶0.1ml/10g；第三组腹腔注射1.5%氨基比林溶液0.1ml/10g。

5. 分别于各组小鼠给药后的第15、30、60和90min逐一测定其痛阈值，如60s内仍无舔后足反应的则以60s计。计算各组小鼠痛阈值的平均值和痛阈提高百分率。

$$痛阈提高百分率 = \frac{给药后痛阈值均值 - 正常痛阈均值}{正常痛阈均值} \times 100\%$$

6. 以痛阈提高百分率作纵坐标，时间作横坐标，画出时 - 效曲线，以比较各药的镇痛程度、作用开始时间及维持时间。

【结果】

按表 6 - 9 记录实验结果。

表 6 - 9　哌替啶与氨基比林的镇痛作用（热板法）

组　别	动物数（只）	剂量 mg/kg	正常痛阈平均值（s）	给药后痛阈平均值（s）				痛阈提高率（%）
				15 min	30min	60min	90 min	
生理盐水								
哌替啶								
氨基比林								

【注意】

1. 本实验需选用雌性小鼠。雄性小鼠遇热时睾丸易下垂，阴囊触及热板而致反应过敏，影响结果。

2. 本实验受室温影响较大，以 15 ~ 20℃ 为宜。

3. 热板温度应准确保持在 55 ± 0.5℃。温度过低，小鼠反应迟钝；温度过高，反应敏感，易产生跳跃反应。

4. 本实验还可以实验小鼠在 60s 内舔后足次数作为指标，观察镇痛药物的镇痛作用。

【思考题】

1. 结合给药剂量和实验结果，分析两类药物镇痛作用强度。

2. 两类药物镇痛作用机制有何不同？

实验九　氯丙嗪对家兔基础体温的影响

【目的】

观察氯丙嗪对家兔基础体温的影响。

【原理】

恒温动物的下丘脑体温调节中枢通过对产热和散热两个过程的调节，使体温维持于相对恒定的状态。氯丙嗪能抑制下丘脑体温调节中枢，使其不能对体温进行调节，使体温随环境温度的变化而改变。另外，氯丙嗪尚具有明显的镇静作用。

【材料】

1. 器材　婴儿秤、2ml、1ml 注射器、体温计、棉球、卫生纸、冰袋。

2. 药品　液体石蜡油、0.5% 氯丙嗪、生理盐水。

3. 动物　家兔，2 ~ 3kg，雄性。

【方法】

1. 取家兔 3 只，称重，编号并标记，由肛门测量给药前体温及观察其活动情况并记录，第 1 只静脉注射生理盐水 1ml/kg 体重后，用冰袋降温；第 2 只静脉注射 0.5% 氯丙嗪 1ml/kg 体重后，用冰袋降温；第 3 只静脉注射 0.5% 氯丙嗪 1ml/kg 体重后，不用冰袋降温。

2. 分别测量并比较给药后 30min 及 60min 时 3 只家兔的体温并观察其活动情况。

【结果】

按表 6 - 10 记录实验结果。

表 6 - 10　氯丙嗪对家兔体温和活动的影响

药　物	剂量（mg/kg）	环境温度	给药前体温（℃）	给药后体温（℃）	
				30min	60min
生理盐水		用冰袋			
氯丙嗪		用冰袋			
氯丙嗪		不用冰袋			

附：阿司匹林的解热作用

【原理】因为病原体及其毒素等外热源刺激中性粒细胞使之产生并释放内热源，内热源进入中枢神经系统后，使中枢合成并释放前列腺素（PG）增多，PG 再作用于体温调节中枢将调定点提高至 37℃ 以上，这时产热增加，散热减少，因此体温升高。本实验以伤寒、副伤寒二联菌苗作为外热源复制实验性发热动物模型，观察药物的解热作用及特点。

解热镇痛药通过抑制 PG 合成酶（环氧化酶），使中枢 PG 合成减少，而呈现解热效应。因此，这类药物只能使发热者体温下降，而对正常体温无影响。

【材料】

1. 器材　体温计，注射器，灌胃针，液体石蜡。

2. 药品　伤寒、副伤寒二联菌苗，1.5% 阿司匹林混悬液，生理盐水。

3. 动物　家兔。

【方法】

1. 取家兔 3 只，编号，称重。

2. 分别由肛门测量并记录其正常体温。

3. 1 号兔静脉注射生理盐水 1ml/kg。

4. 2 号、3 号兔静脉注射伤寒、副伤寒二联菌苗 1ml/kg。

5. 0.5 ~ 1h 后测 3 只兔的体温，待 1 号和 2 号兔体温升高 1℃ 后，1 号兔和 2 号兔分别灌胃给予 1.5% 阿司匹林混悬液 1ml/kg，3 号兔灌胃给予生理盐水 10 ml/kg。

6. 给药后 30min，60 min，90min，120min 时分别测量并记录体温。

【结果】

按表 6 - 11 记录实验结果。

表 6-11　阿司匹林的解热作用

编号	药物	剂量（mg/kg）	给药前温度（℃）	给药后温度（℃）			
				30min	60min	90min	120min
1号							
2号							
3号							

【注意】

1. 实验时室温应保持稳定。

2. 测温时应尽量轻柔，避免因操作造成动物挣扎影响体温。

3. 每次测肛温时，体温计插入的深度和测量时间应一致。

4. 家兔的体温测定一般采用测定肛温的方法，成年正常家兔的正常体温为 38.5 ~ 39.5℃，幼年家兔的体温较成年家兔的体温偏高，老年家兔的体温则低于成年家兔。若测得家兔肛温高于 41℃，则是家兔患急性病或烈性传染性疾病的表现。

5. 本实验也可以用小鼠或大鼠进行试验。但会增加测肛温的操作难度。

【思考题】

氯丙嗪和解热镇痛药解热作用的特点及机制是什么？

（周玖瑶　张晓君　钱海兵）

第七章 ▸ 心血管系统药理实验

心血管疾病种类繁多、病因复杂，甚至可引发心律失常、心肌缺血、心力衰竭或心肌梗死、高血压等。心血管系统药物主要直接或间接作用于心脏或血管系统，通过改进心脏的功能，调节心输出量，或改变血管的舒张收缩状态，改变循环系统各部分的血液分配。抗心律失常药直接作用于心肌的离子通道，影响心肌细胞膜的通透性，或者改变心肌的自律性、传导性，而恢复心脏的正常节律；抗心肌缺血药物主要通过影响心肌耗氧量而产生抗心肌缺血作用，同时对缺血心肌代谢和心肌自身保护机制产生良好的改善与促进作用；传统抗慢性心功能不全的药物则以增强心肌收缩力，改善血流动力学变化为主，现代药物研究尤其注重保护靶器官、防止并逆转心肌肥厚，增加心肌、血管顺应性、延长患者生存期；抗高血压药物以调整神经、纠正体液紊乱、减少心排出量和（或）降低外周阻力为主，使高血压得到了良好的控制；调节血脂药物作为冠心病预防药物的使用，也起到降低心血管疾病发生率和预防严重心血管事件的作用。

目前，用于心血管系统药物研究的实验方法主要有抗高血压药物实验法、抗心功能不全实验法、抗心律失常药物实验法、抗心肌缺血实验/再灌注损伤与心肌缺血预适应实验法以及抗动脉粥样硬化药实验法等。既有在体实验，也有离体器官或是细胞实验，常在建立相应实验模型的基础上进行相关药物的作用与机制研究。

整体动物实验中，常选用犬、猫、家兔和大鼠用于抗高血压实验，高血压实验动物模型的建立既可以选用自发性高血压实验动物，也可以采用由手术（肾动脉结扎术）、药物（盐皮质激素）、食物（高糖饮食）以及采用声、光等慢性刺激等诱发的实验动物模型。猫、家兔、豚鼠和大白鼠常用于药物对心电图影响的实验研究，可反映药物对心律的影响。心律失常模型的建立常用药物如三氯甲烷、氯化钡、乌头碱以及肾上腺素等对动物进行诱导，也可以采用手术（如结扎冠状动脉）结合药物（垂体后叶素等）进行诱导。心肌缺血缺氧的实验研究常用家兔、豚鼠和犬，其中家兔和犬在采用结扎冠状动脉建立心肌梗死模型中应用广泛。也可以采用小鼠等给予普萘洛尔，考察药物对缺氧的耐受。观察药物对血管阻力的影响，常用犬和大鼠进行在体血管灌流实验，来测定血管阻力。由于自发性高脂血症的实验动物品系较少，可选用家兔、大鼠和鹌鹑等采用高脂饲料喂养诱发建立动脉粥样硬化的实验动物模型，以考察药物对血脂及动脉粥样硬化的影响。

离体心脏灌流是研究药物对心脏作用的常用方法，一般用犬或猫的离体心脏进行，研究强心苷可采用豚鼠心脏；而研究心肌耐缺氧，则宜选用雄性大白鼠心脏。

原代心肌细胞的培养，可以用于观察药物对心肌细胞的直接作用，包括心肌细胞对缺血缺氧模拟环境的耐受、对心肌收缩与舒张功能的影响以及生物电的干预等。

本章主要介绍动物离体心脏灌流法，动物心肌缺血与心律失常模型制备，以及动物心肌收缩性与血压调控的实验方法，观察作用于心血管系统药物的影响作用。

实验一 药物对离体蛙心的强心作用

【目的】

学习斯氏（Straub）离体蛙心灌流法，观察强心苷对离体蛙心收缩强度、节律和心输出量的影响。

【原理】

强心苷在一定剂量范围下能直接抑制心肌细胞膜上 Na^+，K^+ – ATP 酶活性，使细胞内游离钙离子增多，产生正性肌力、负性频率作用。该作用对衰竭心脏表现更为明显。

【材料】

1. 器材 手术器械一套、蛙板、探针、斯氏蛙心插管、蛙心夹、铁支架台、双凹夹、长柄木夹、小烧杯、滴管、棉线、生物信号采集系统（或多道生理记录仪）、张力换能器。

2. 药物 5%洋地黄溶液（或 0.1%毒毛旋花苷 G 溶液）。

3. 试剂 任氏液、低钙任氏液（$CaCl_2$ 含量为一般任氏液的 1/4）。

4. 动物 蛙或蟾蜍。

【方法】

取蛙或蟾蜍 1 只，用探针毁脑及脊髓，仰卧位固定于蛙板上。正中间剪开胸部皮肤，然后开胸，剪开心包，暴露心脏。在主动脉分叉处下穿一线，打个松结，备结扎插管用。于主动脉分叉稍上方的左主动脉剪一"V"形小口，将盛有任氏液的蛙心套管插入主动脉，并通过主动脉球转入左后方左心室，然后将线结扎固定在套管小钩上（离体蛙心制备见图 7 – 1，7 – 2）。用吸管将管内带血的任氏液吸出，以防血块堵塞套管。心脏搏动时，可见液面随着心脏的搏动在管内上下波动。

剪断主动脉，提起心脏。于静脉窦下方将其余血管一起结扎（勿伤及或结扎静脉窦）。分离周围组织使心脏离体，并用任氏液连续换洗直至无血色。将蛙心套管固定于铁架台，用蛙心夹在心舒期夹住心尖部，连接于张力换能器并与生物信号采集系统相连，待收缩稳定后开启记录仪，进入"蛙心灌流"界面，选择适当的实验参数，即可进行实验。

记录正常的心脏活动曲线，然后按以下顺序加入药物或试剂，注意观察图形的变化：①换入低钙任氏液；②当心脏收缩显著减弱时，向套管内加入 5%洋地黄溶液（或 0.1%毒毛旋花苷 G 溶液）0.2ml。

【结果】

剪贴或复制心脏的收缩曲线记录纸，再将具体分析平均值填入表 7 – 1。

表 7 – 1 药物对离体蛙心收缩功能的影响

组别	心跳次数（次/min）	振幅（mm）	图形比较情况
正常组			
低钙任氏液组			
强心苷组			

【注意事项】

1. 本实验青蛙重量最好在 50g 以上。

2. 在整个实验过程中应保持管套内液面高度不变，以保证心脏固定的负荷。

3. 在实验过程中，基线的位置、放大倍数、描记数度应保持一致。

4. 为防止血液凝固堵塞蛙心套管口，可在任氏液中加入适量抗凝剂肝素。一般在 1000ml 任氏液中加入 2ml 肝素注射液配制成肝素 – 任氏液。

【思考题】

通过本次实验，分析强心苷的药理作用。

图 7 – 1 斯氏离体蛙心插管法

图 7 – 2 斯氏离体蛙心插管插入要领与灌流装置

实验二 药物抗心律失常作用

【目的】

学习药物诱发大鼠心律失常的方法，观察药物利多卡因的抗心律失常作用。

【原理】

氯化钡的钡离子能促进心室肌浦肯野纤维的钠离子内流，提高舒张期的除极速率，诱发室性心律失常，在心电图上表现为室性早搏、室性心动过速、心室纤颤等，从而形成药物性心律失常的动物模型。利多卡因能抑制钠离子内流，对室性心律失常有治疗作用。

【材料】

1. 器材 大鼠手术台、眼科剪、注射器、头皮静脉注射针头、心电图机。

2. 药物 0.5% 盐酸利多卡因溶液、10% 水合氯醛、0.4% 氯化钡溶液。

3. 试剂 150U/ml 肝素生理盐水注射液、生理盐水。

4. 动物 大鼠，体重 200～300g，雌雄不拘。

【方法】

取大鼠 1 只，称重，以 10% 水合氯醛 0.3ml/100g（体重）腹腔注射麻醉，仰位固定于手术台。在后肢内侧股动脉搏动处剪开皮肤 2.5cm，用止血钳钝性分离周围组织，暴露股静脉，在股静脉下放置两根丝线，一根将远端结扎，然后于近心端插入与注射器相连的头皮静脉注射针头（针头内加少许肝素以防凝血）并固定，用于给药。

将引导电极插入大鼠四肢皮下，与心电图机相连，选择振幅 1mV = 1cm，纸速 50mm/s。先描记一段正常 Ⅱ 导联心电图后，注入 0.4% 氯化钡溶液 0.1ml/100g（剂量为 4mg/kg），再推入生理盐水 0.5ml/100g（体重），立即描记心电图 20s，以后每隔 45s 描记心电图一小段。当出现室性心律失常时推入生理盐水 0.1ml/100g，再记录心电图直至恢复窦性节律。

另取大鼠 1 只，操作同前，当出现心律失常时立即静脉给予 0.5% 盐酸利多卡因 0.1ml/100g（剂量为 5mg/kg），然后按上述要求继续记录心电图。观察两只大鼠心律失常持续的时间，评价利多卡因对氯化钡诱发心律失常的治疗作用。

【结果】

将 2 只大鼠心电图有比较价值的图形剪接，粘贴成如图 7-2 的式样进行比较。

【注意事项】

1. 氯化钡需新鲜配制，快速注射。

2. 因氯化钡或利多卡因奏效迅速，记录应及时，特别在推注利多卡因时，因其起效极快，在开始给药时即可开始描记心电图。

3. 心电图机应接地，尽量避免人为因素和金属物品的干扰。

【思考题】

对利多卡因抗心律失常的治疗作用做初步评价。

正常心率心电图

室早心率心电图

图7-3 大鼠正常心律与室早心律心电图

实验二 药物抗心肌缺血实验（垂体后叶素致心肌缺血法）

【目的】

学习检测动物心电图的操作方法及垂体后叶素致动物心肌缺血模型的制备方法，观察药物对抗垂体后叶素所致心肌缺血的作用。

【原理】

垂体后叶素静脉注射可使全身血管收缩，其中冠状动脉收缩能引起急性心肌缺血，在心电图上表现为 ST 段及 T 波变化。硝酸甘油注射液可解除冠状动脉痉挛，对抗垂体后叶素产生的缩血管效应，使缺血性心电图得到改善。

【材料】

1. 器材 心电图机（或生物信号采集系统）、注射器、大鼠手术台、秒表。

2. 药物 0.5% 硝酸甘油注射液、1U/ml 垂体后叶素、0.2g/ml 乌拉坦溶液。

3. 动物 大鼠，体重 200～250g，雌雄不拘。

【方法】

取大鼠 1 只，称重，腹腔注射 0.2g/ml 乌拉坦溶液 0.5ml/100g（体重）麻醉，仰位固定于大鼠手术台上。用针状电极分别插入大鼠四肢皮下，连接于动物心电图机上，心电图机的灵敏度调至 1mV = 1～2cm，以 50～100mm/s 纸速描记正常 II 导联心电图一段。大鼠尾静脉注射 1U/ml 垂体后叶素 0.05～0.1ml/100g（剂量为 0.5～1U/kg），描记给予垂体后叶素后 15s、30s、60s、2min、4min、10min、15min、20min 的心电图，观察心率、ST 段、T 波的变化。判断心肌缺血的指标有：①ST 段抬高或压低 0.1mV 以上。②J 点（QRS 波与 ST 段结合点）抬高或压低 0.1mV 以上。③T 波低平（降低原来高度的 50% 以上）、双向或倒置。上述三条出现其中一条即可诊断为心肌缺血。

另取大鼠 1 只，按上述操作麻醉后，腹腔注射 0.5% 硝酸甘油注射液 0.2ml/100g（剂量为 10mg/kg），5min 后同上法尾静脉注射垂体后叶素并记录不同时间的心电图，观察心电图的变化，测量并比较给药前后心电图 ST 段和 T 波降低的变化。

【结果】

将心电图纸进行剪接，如图7-3将每只大鼠正常及典型变化的心电图粘贴在实验报告上。

【注意事项】

1. 给予垂体后叶素后心电图记录要及时，因为垂体后叶素很快就能引起心电图缺血变化。

2. 尾静脉推注垂体后叶素时间应恒定且小于15s。

3. 动物对垂体后叶素的敏感性有差异，剂量应根据其效价调整，进行预试。

【思考题】

1. 除了垂体后叶素可引起动物心肌缺血，还有哪些方式可致心肌缺血？

2. 抗心肌缺血药物有哪些？各有什么特点？

正常心电图

ST段降低

J点抬高心电图

图7-4　大鼠正常与心肌缺血心电图

实验四　药物对豚鼠离体右心房的作用

【目的】

学习豚鼠离体心房标本的制作，观察强心苷、异丙肾上腺素对心房收缩幅度、频率的作用，以及普萘洛尔对上述两种药物作用的影响。

【原理】

心脏的主要功能是泵血，因此，"心功能"是以心输出量，心脏做功及其相关参数为指标，如搏出量、心脏指数、心肌收缩性能、前后负荷、心率均可明显改变心脏泵血功能，为了探测在药物影响下心脏收缩性能的改变，常设法尽量排除心脏前后负荷的影响，如在离体工作的心脏实验中，药物的肌力作用可直接测定，而在整体情况下，则较为复杂。

强心苷是一类选择性作用于心脏，增强心肌收缩力的药物。强心苷与心肌细胞膜上的 Na^+，$K^+ - ATP$ 酶结合并抑制其活性，导致钠泵失灵，从而使心肌细胞内 Ca^{2+} 增加，使心肌收缩力增强，同时，它可以减慢心率，减慢传导。

异丙肾上腺素是 β 受体激动剂，对心脏的 $β_1$ 受体具有强大激动作用，使心肌收缩力增加，心脏的心率与传导加快。

普萘洛尔是 β 受体阻断剂，能阻断 β 受体激动剂对 β 受体的激动作用。

【材料】

1. 器材　生物信号处理系统，肌张力换能器，手术器械，500ml 烧杯，恒温水浴，培养皿，手术线，通气钩，充氧球胆，铁锤，普通剪。

2. 药品　0.01% 异丙肾上腺素，0.025% 毒毛花苷 K，0.025% 普萘洛尔，Krebs - Henseleits Solution（营养液）。

3. 动物　健康豚鼠 1 只，体重 300~450g，雌雄不拘。

【方法】

取豚鼠一只，用铁锤击头部致昏，普通剪切断两侧颈总动脉放血致死，迅速开胸，剪开心包膜，将心脏取出，置于温度为 37℃ 的 Krebs - Henseleits Solution 中，用手指挤压心脏 2~3 次，将心脏内血液挤出，更换新的营养液，仔细分辨右心房，左心房和心室交界处小心剪下右心房，注意不要损伤窦房结，用手术线分别系在心房的上下两个尖端，下端打环用于固定在通气钩上，上端用于连接换能器。将标本固定在通气钩上，放入恒温浴槽中，经通气钩持续输入 95% 氧气和 5% 二氧化碳的混合气体。

肌张力换能器一端与心房相连，一端连接生物信号处理系统所选通道的输入接口上，启动计算机，进入生物信号处理系统的实验模块，开始记录。调节收缩前负荷至 0.5g（实验记录前应先定标），稳定 30min 后先记录正常心房的收缩曲线，然后依次给予下列药物：

（1）0.01% 异丙肾上腺素 0.2ml，待作用明显后冲洗 3 次，使收缩曲线恢复正常。

（2）0.025% 毒毛花苷 K 0.2ml，待作用明显后冲洗 3 次，使收缩曲线恢复正常。

（3）0.025% 普萘洛尔 0.2ml，记录心房的收缩曲线，3min 后加入 0.01% 异丙肾上腺素 0.2 ml，观察心房收缩曲线的变化，2min 后加入 0.025% 毒毛花苷 K 0.2 ml，观察心房收缩曲线有何变化。

【结果】

复制心房的收缩变化曲线，并按表 7-2 记录实验结果。

表 7-2　豚鼠右心房心率和收缩幅度变化

	频率（次/min）	收缩幅度（mg）
正常心房的收缩		
0.01% 异丙肾上腺素		
0.025% 毒毛花苷 K		

续表

	频率（次/min）	收缩幅度（mg）
0.025%普萘洛尔		
0.025%普萘洛尔 + 0.01%异丙肾上腺素		
0.025%普萘洛尔 + 0.01%异丙肾上腺素 + 0.025%毒毛花苷K		

【注意】

1. 标本的制备操作须迅速、轻柔，尽量在 2~3min 内完成。

2. 心房的辨别较难，需仔细观察。方法：将心脏位置放好呈腹面观，此时心脏左侧较膨出，而右侧较低平，右心房位于心脏右上方的背侧面，较左心房小。

3. Kerbs – Henseleits Solution 的温度一定要控制在 37℃，并充分给予 95% 氧气和 5% 二氧化碳的混合气体。

4. 本实验可验证强心苷对豚鼠离体心房的作用，并与异丙肾上腺素进行比较。注意观察在单次给药条件下（给药步骤①和②），强心苷正性肌力作用的发展比较缓慢，能不断增强且比较持久，而异丙肾上腺素的正性肌力作用发展比较急骤。

【思考题】

1. 强心苷、异丙肾上腺素对豚鼠离体心脏有何作用？普萘洛尔对其影响有何不同？

2. 此实验能否观察药物对心脏前、后负荷的影响？为什么？

实验五 可乐定降压作用原理分析

【目的】

分析可乐定的降压作用及其可能作用机制。

【原理】

血压的调节机制十分复杂，因而也决定了抗高血压药物研究的复杂性和方法的多样性。一般来说可分三步：①麻醉或清醒正常动物的急性降压实验；②高血压动物模型的实验性治疗；③降压机制研究。在肯定药物的降压效果后，可以根据所观察药物作用的表现及其化学结构类型，采用适当的实验进行机制研究。可乐定降压作用的主要部位在中枢，通过激动延髓咪唑啉 I_1 受体，使外周交感神经活性降低，血管扩张，血压下降；也可通过激动延髓背侧孤束核突触后膜的 α_2 受体，抑制交感神经中枢的传出冲动，使外周血管扩张，血压下降。本实验方法即能验证药物中枢降压作用部位和中枢降压作用方式。

【材料】

1. **器材** 生物信号处理系统，压力换能器，手术器械，动脉套管，动脉夹，脑室穿刺针，0.25ml、2ml、10ml 注射器、气管插管、特制小钻头。

2. **药品** 生理盐水，0.5%肝素，0.01%可乐定，0.1%育亨宾，20%乌拉坦。

3. **动物** 家兔1只，体重 2~2.5kg，雌雄不拘。

【方法】

取家兔一只，20%氨基甲酸乙酯 5~6ml/kg（1000~1200mg/kg）腹腔注射麻醉后，使动物俯卧于手术台上，剪去兔毛，在头顶中央做一矢状切口，长约3cm。用钝刀刮去筋膜，暴露冠状缝，在冠状缝上距离矢状缝4mm处，左右两侧各钻一小孔（钻头刚钻透颅骨为止，勿伤脑组织）以备作侧脑室注射用，伤口处用盐水纱布覆盖。再将家兔仰卧固定于手术台上，剪去右侧腹股沟区兔毛，切开表皮及皮下组织，分离出右股动脉，穿双线，静脉注射肝素（1ml/kg），结扎远心端，夹闭近心端，向近心端方向插入动脉插管并连接压力换能器。压力换能器另一端连接生物信号处理系统所选通道的输入接口上，启动计算机，进入生物信号处理系统的血压实验模块，开始记录（实验记录前应先定标），待血压稳定后，先记录正常血压，然后依次给予下列药物：

（1）耳缘静脉注射可乐定20μg（0.2ml），观察10min。

（2）血压恢复正常后，缓慢侧脑室注射可乐定20μg（0.2ml）。

（3）待降压作用明显后（约降低40mmHg左右）静脉注射育亨宾（α_2受体阻断剂）1ml/kg。

（4）待血压变化明显后，缓慢侧脑室注射可乐定20μg（0.2 ml）。

每次给药后均应严密观察和记录血压的变化。

【结果】

复制血压变化曲线，并按表7-3记录实验结果。

表7-3　麻醉家兔血压变化及其影响因素

实验给药步骤	药物/剂量	血压值（mmHg）	
		给药前	给药后
1			
2			
3			
4			

【注意】

1. 冠状缝呈现后，做颅骨钻孔时，钻孔点必须在冠状缝上。

2. 侧脑室注射时，需进针7mm左右，药液需缓慢推注。

【思考题】

1. 根据实验结果讨论可乐定的降压作用及其可能作用机制。

2. 静脉注射可乐定和侧脑室注射可乐定为什么血压变化不一样，分析其可能原因。

（钱海兵　张晓晨　杨德森）

第八章 ▸ 内脏系统药理实验

本章主要介绍作用于泌尿、生殖、呼吸、消化及血液系统药理实验的相关内容。

一、作用于泌尿系统药理实验

主要包括利尿、抗利尿、影响肾功能（肾小球滤过率、肾小管对离子转运、肾血流量等）等药理实验方法。

泌尿生殖系统药理实验研究集中于讨论药物对泌尿生殖系统功能的影响，阐释其有关作用机制。主要实验方法包括：

1. 利尿实验 主要有代谢笼实验法、导尿管集尿法等方法，测定一定时间内尿量。①代谢笼实验法，如用代谢笼收集小动物（小鼠、大鼠等）尿液24h，观察用药后尿量的变化。由于实验是在生理状态下或接近生理状态下进行，所得结果较为可靠。②导尿管集尿法，选用雄性犬、家兔或大鼠，给予水负荷后，背位固定于手术台，将用液体石蜡润滑的导尿管自尿道轻轻插入膀胱，导尿管下接量筒，收集一定时间内的尿量。在观察尿液排出量的同时，可取不同时间段的尿液进行离子（如 Na^+、K^+、Cl^-）的含量检测，间接评估肾脏功能，进一步了解药物的作用部位。

2. 肾功能实验 方法较多，主要有：①肾清除率测定法（测定肾脏对血液里某物质的清除能力，如菊糖、对氨马尿酸等）；②截流分析实验法（分析肾小管各段运动功能）；③肾小管微穿刺实验法（分析肾小管不同节段离子的转运情况，阐明药物的作用部位）；④肾脏生化检验法（检验血液中蛋白质的代谢产物，如尿素和肌酐）；⑤放射性肾图检查法（检查肾脏供血情况、肾小管分泌功能及输尿管通畅情况）；⑥碳酸酐酶体外活性抑制测定法。⑦肾细胞膜片钳技术，研究药物对肾细胞、肾小管细胞膜上离子通道的影响。

二、作用于呼吸系统药理实验

主要包括祛痰、镇咳、平喘等药理实验方法。尚可利用慢性支气管炎和肺气肿模型观察药物的综合作用。

呼吸系统药物实验研究主要评估祛痰、镇咳、平喘的作用并阐释其机制。主要实验方法包括：

1. 祛痰实验方法 药物的祛痰作用，大多为增加呼吸道分泌液的分泌，使痰变稀；降低痰液中的黏性成分，使痰的黏度下降或增加呼吸道黏膜上皮细胞纤毛的运动，使痰液易于咳出。常用的方法有气管酚红法、毛细玻管法和气管纤毛黏液流动法等。

2. 镇咳实验方法 咳嗽多由呼吸道黏膜受刺激而引起，实验常用化学刺激法、电刺激法和机械刺激法制备咳嗽动物模型来观察药物的镇咳作用。

3. 平喘实验方法 分离体实验和整体实验。常用的离体实验有气管螺旋条法、气管环法、气管容积法等；整体实验有喷雾致喘法、肺溢流法等。

三、作用于消化系统药理实验

消化系统药物研究主要包括消化器官运动实验、消化器官分泌实验、抗胃和十二指肠溃疡、利胆等药理实验方法。

1. 消化器官运动实验方法 ①离体器官运动实验：采用豚鼠、大鼠、家兔的离体胃、肠、胆囊等器官的肠段或肌片为材料（大鼠无胆囊），在恒温及充氧的营养液中通过拉力传感器与生理记录仪连接，描记肌纤维的收缩和舒张功能。②整体器官运动实验：胃排空，肠推进动力实验，压敏传感器贴壁法测定平滑肌组织的舒缩运动，以及生物电研究消化器官电生理变化等方法。

2. 消化器官分泌实验 通过插管或造瘘等方法收集胃液、肠液、胰液及胆汁，然后对上述消化液进行分析。胃酸测定可用酸碱滴定法或酸度计测定法，胃蛋白酶测定可用凝乳法、麦特（Mett）毛细玻管法、Hmon–Mimby 改良法等，糜蛋白酶测定可用分光光度法、合成多肽法等。

3. 抗胃和十二指肠溃疡实验 通过建立实验性溃疡模型，观察药物对胃黏膜损伤的保护作用。引起实验性溃疡的方法有 Shay 幽门结扎型、应激型、乙酸损伤型、药物（吲哚美辛、阿司匹林、组胺、半胱氨酸）诱发型等。同时还可测定胃组织中相关物质的含量，如前列腺素、氨基己糖、cAMP、5–羟色胺、组胺等物质。

四、作用于血液系统药理实验

正常机体中凝血与抗凝血过程保持动态平衡，使血液在心血管系统中既可循行不息流动，又可在局部发生损伤出血时及时止血。当多种原因导致机体凝血机制发生异常，则会出现病理性出血或栓塞情况，此时需要使用促凝血药物或者抗凝血药物进行治疗。本章主要介绍凝血药和抗凝血药实验研究方法。

1. 影响内源性凝血途径实验 包括全血凝血时间测定法、血浆复钙时间（PRT）测定法和部分凝血活酶（APTT）测定法。

2. 影响外源性凝血途径的实验 主要用于检测因子 Ⅱ、Ⅴ、Ⅶ、Ⅹ 的活性和含量，如血浆凝血酶原时间测定。原理是组织凝血活酶与钙离子混合物加到正常抗凝血浆时，可激活外源性凝血途径，在凝血活酶因子 Ⅱ、Ⅴ、Ⅶ、Ⅹ 等作用下，使凝血酶原转化为凝血酶，并形成血凝块。若凝血时间延长或缩短，提示对外源性凝血途径有影响。

3. 影响纤溶系统实验 主要检测纤溶系统活性，常用实验方法有全血血凝块溶解实验。取动物血样于试管中，加盖，放入 37℃ 水浴中，待血液凝固时开始计时，至试管内血凝块完全溶解。

实验一 利尿药物对家兔尿量的影响

【目的】

学习利尿药药理实验方法及观察高效利尿药的利尿作用。

【原理】

呋塞米属高效利尿药，作用于肾小管髓袢升支粗段，抑制 Na^+，$K^+ - 2Cl^-$ 同向转运系统，破坏尿液的稀释与尿液的浓缩，发挥强大的利尿作用。

【材料】

1. 器材 兔手术台、电子秤、兔开口器、手术器械、记滴器、导尿管、细塑料管、注射器、膀胱插管、量筒、烧杯、试管，试管架、纱布、棉线、手术灯。

2. 药品 20% 氨基甲酸乙酯（Urethane，乌拉坦）、1% 呋塞米注射液（Furosemid）、5% 葡萄糖生理盐水，生理盐水。

3. 动物 健康新西兰家兔或日本大耳家兔 2 只，体重 2~2.5kg，雄性。

【方法】

1. 尿道插管法 取健康雄兔 2 只，实验前禁食不禁水 12~24h。称体重，随机分为生理盐水对照组和呋塞米组，标记后用 5% 葡萄糖生理盐水 50ml/kg 灌胃或耳缘静脉注射 10ml/kg，以增加水负荷。将兔仰卧固定于兔手术台上，用消毒过并充满生理盐水的 10 号导尿管蘸少许石蜡油（或甘油），从尿道插入膀胱约 7~9cm，导尿管通过膀胱括约肌进入膀胱后，即有尿液滴出。再插入 1~2cm（共插入 8~12cm），将导流管用胶布固定于兔体上，轻压下腹部，使膀胱内余尿排尽。收集用药 20min 的尿量。然后呋塞米组由耳缘静脉缓慢注入 1% 呋塞米 0.5 ml/kg，生理盐水对照组耳缘静脉注入等容量 5% 葡萄糖生理盐水，两组收集给药后第 1、2、3、4、5、10、20min 的尿量，记录于表 8-1 中。

2. 膀胱插管法 用 20% 氨基甲酸乙酯 3~5ml/kg（600~1000 mg/kg）静脉注射麻醉，在耻骨联合上方，沿正中线作一长 2~3cm 的切口。沿腹白线切开腹壁，将膀胱移出体外。在膀胱顶部用连续缝作一个荷包缝合，在缝线中心作一小切口，插入预先充满生理盐水的膀胱套管，收紧缝线以关闭膀胱切口，膀胱插管通过橡皮管与记滴器相连，尿液收集与给药同上。

3. 输尿管插管法 麻醉同上，在耻骨联合上方，沿正中线向上作一 5 cm 长的皮肤切口。沿腹面白线切开腹壁，将膀胱移出，暴露膀胱三角，仔细辨认输尿管，并将输尿与周围组织轻轻分离，避免出血。用线将输尿管近膀胱端结扎，在结扎之上部剪一斜口，把充满生理盐水的细塑料管向肾脏方面插入输尿管内，用细线轻扎固定，进行导尿，可以看到尿液从细塑料管中慢慢地逐渐地流出，如图 8-1。手术完毕后用温热的（38℃左右）生理盐水纱布将腹部切口处盖住，以保持腹腔内的温度。将细塑料管连至记滴器。尿液收集与给药同上。

图 8 - 1 输尿管插管法及尿液收集

【结果】

按表 8 - 1 记录实验结果。

表 8 - 1 药物对家兔尿量的影响

组别/药物		给药后不同时间尿量（ml）								离子浓度（mmol/L）		
		1min 2min 3min 4min 5min 10min 15min 20min 累加尿量								Na^+	K^+	Cl^-
生理盐水组	给药前											
	给药后											
呋塞米组	给药前											
	给药后											

【注意】

1. 灌胃要仔细，避免误入气管。

2. 尿道插管法和膀胱插管法收集尿液前后，应使膀胱内余尿排尽，才能准确记录尿量。

3. 膀胱插管法与输尿插管法静脉麻醉时应缓慢推注，并观察麻醉状态，不可麻醉太深，手术时开腹时就小心，不可伤及其他腹腔脏器，分离时候应该钝性分离。手术后，应用生理盐水纱布覆盖创口，保持动物腹腔温度和湿度。

4. 尿道插管的动物可不麻醉，操作方便，选雄性家兔较好。输尿管插管法是较为准确的急性利尿实验方法之一，用时较短，受外界环境影响较小，与膀胱中有否尿量无关，结果较准确。

【思考题】

1. 呋塞米和氢氯噻嗪的药理作用及作用机制，临床应用不良反应有何异同？

2. 请自行设计一个实验方案，比较呋塞米和氢氯噻嗪的效价和效能。

附：尿液中 Na^+、K^+、Cl^- 浓度的浓度测定方法

1. 尿液中 Na^+、K^+ 的浓度测定可采用火焰光度法

（1）原理 Na^+、K^+ 经过火焰激发后，可发出特异光谱，钠的波长为 589nm，钾的波长为767nm，溶液中金属离子浓度越高，发射光越强。火焰光度计利用光电度管及检流计测定光的强度，被测离子的浓度与检流计读数成正比。将已知含量的标准液与待测样品液对比，即可算出其离子浓度。

（2）方法　测定尿液中 Na^+（或 K^+）时，精确吸取样品0.2ml，加去离子水9.8ml；测定钾离子时，精确吸取样品0.5ml，加去离子水9.5ml；稀释后的尿样进行检测，个别样品浓度过大，可进一步稀释。

（3）计算　尿液中 Na^+（或 K^+）浓度 = $C_0 \times A_x/A_0 \times$ 稀释倍数，公式中 C_0 为标准液（Na^+ 或 K^+）浓度；A_0 为标准液读数，A_x 为尿样读数。

2. Cl^- 浓度测定可采用硝酸银法

（1）原理　用硝酸银试剂将尿液中的氯离子沉淀为氯化银。如硝酸银略有过量，便与铬酸钾作用，形成橘红色的铬酸银。其反应式如下：

$$NaCl + AgNO_3 \rightarrow AgCl \downarrow + NaNO_3$$

$$2AgNO_3 + K2CrO_4 \rightarrow Ag_2CrO_4 \downarrow + 2KNO_3$$

（2）方法　用吸管精确吸取尿液1.0ml，置于蒸发皿中，加蒸馏水10ml和20%铬酸钾2滴，慢慢滴入硝酸银标准液，随滴随摇，至出现橘红色（15s内不褪色为止），记录所消耗硝酸银标准液的体积。

（3）计算　尿液中 Cl^- 浓度 = 滴定时所消耗硝酸银标准液的毫升数 $\times 0.606 \times 100$

实验二　药物的祛痰作用（酚红排泌法）

【目的】

学习酚红排泌法测定药物祛痰作用的实验方法，观察盐酸氨溴索口服液的祛痰作用。

【原理】

大多数祛痰药是通过增加呼吸道分泌液，使附着呼吸道黏膜的痰变稀，容易从气道壁脱落，在咳嗽时咳出，增加的分泌液覆盖黏膜后使之光滑，保护黏膜壁免受有害刺激引起咳嗽的损害。

常用的方法有气管酚红排泌量测定法、直接收集气管分泌液法和气管纤毛黏液流动法。①气管酚红法：常用小鼠或家兔，通过给动物腹腔或静脉注入一定量的酚红，可部分地从气管分泌排出，从动物气管中排泌酚红的量，来确定药物的化痰作用。②毛细玻管法：常用麻醉大鼠，用玻璃毛细管插入气管内吸取痰液，以一定时间内吸取痰液量的多少，来判断药物的排痰效果。③气管纤毛黏液流运动法：常用家鸽、家兔，以墨汁为标记物（也可用染料、炭粉、软木粒等），观察一定时间内墨汁在气管黏膜表面运动距离的长短，判断药物的排痰效果。

酚红排泌的原理，指示剂酚红自小鼠腹腔注射并经腹腔吸收后，可部分地由支气道黏液腺分泌入气道。有祛痰作用的药物在使支气管分泌液增加的同时，其由呼吸道黏膜排除的酚红也随之增多。因而可从药物对气管内酚红排泌量的影响来观察其祛痰作用。酚红在碱性溶液中呈红色，向气管段加碳酸氢钠灌洗使其显色，用分光光度计法测出酚红的排泌量，从而得到药物的祛痰作用。

【材料】

1. 器材 分光光度计。

2. 药品 盐酸氨溴索口服液，2.5%酚红生理盐水溶液，5% $NaHCO_3$。

3. 动物 小鼠20只，体重18~22g，雌雄各半。

【方法】

酚红标准曲线的绘制，准确称取一定量的酚红，加5% $NaHCO_3$溶液溶解，配制成100μg/ml的酚红标准品溶液，然后依次稀释，配成每1ml含酚红0.2、0.4、0.6、0.8、1、3、5、10μg，于波长546nm处测定吸光度，绘制酚红标准曲线，得到回归方程。

取小鼠8只，随机分为对照组和阳性药组，4只/组，雌雄各半，禁食不禁水12h，对照组灌胃给予蒸馏水，阳性药组按30mg/kg灌胃给予盐酸氨溴索口服液0.2ml/10g，给药后半小时，各组小鼠腹腔注射2.5%酚红生理盐水溶液0.5ml，注射后半小时脱颈椎处死，仰位固定，剪开颈正中皮肤，分离气管，于喉头下将头磨平的7号针头插入气管内约0.3cm，用丝线结扎固定后，用1ml注射器吸取5% $NaHCO_3$溶液0.5ml，注入气管灌洗后抽出，重复灌洗3次，合并灌洗液，2000rpm离心10min后取上清作为待测样品液。采用分光光度计于波长546nm处测定各组小鼠气管灌洗液吸光度，代入回归方程，可得各小鼠酚红浓度，对结果进行统计分析。

【结果】

按表8-2记录实验结果。

表8-2 盐酸氨溴索对小鼠祛痰作用的影响

鼠号	体重（g）	药物/剂量	酚红浓度
对照组1			
2			
3			
4			
给药组1			
2			
3			
4			

【注意】

1. 气管内注入5% $NaHCO_3$溶液后吸出时要轻轻地进行，一旦用力过度，肺泡会破裂流入胸腔。

2. 分离气管时，需将气管周围组织去除干净。

3. 给药至处死动物的时间必须准确。

【思考题】

根据实验结果，分析盐酸氨溴索祛痰作用的机制是什么？

实验三 药物对豚鼠的平喘作用（喷雾引喘法）

【目的】

学习磷酸组胺与氯化乙酰胆碱诱导哮喘模型的方法，观察氨茶碱的平喘作用。

【原理】

平喘实验方法包括对气管平滑肌松弛法和抗过敏法，分离体实验和整体实验。常用的有气管容积法、喷雾致喘法、气管螺旋条法、肺溢流法等实验方法。①气管容积法：取豚鼠完整气管段，与毛细玻管相连，通过观察豚鼠离体气管在用药后玻管内液面的升降，判断药物对支气管的舒缩作用。②喷雾致喘法：多用豚鼠（亦有采用小鼠或大鼠），恒压喷雾致喘剂，如组胺和乙酰胆碱，可引起动物"哮喘反应"而抽搐跌倒，观察引起动物"哮喘反应"潜伏期来判断药物平喘作用。③肺溢流法：常用豚鼠进行实验，通过与装置系统相连的气量计记录进入的气量，借以判断药物对支气管平滑肌舒缩的影响。④气管螺旋条法：将豚鼠离体气管剪成螺旋条状，置于平滑肌浴槽中，观察药物对离体螺旋条的松弛作用。

本实验以引喘药物气雾法给予豚鼠可引起支气管痉挛、窒息，从而导致抽搐而跌倒。这种动物模型可用于观察药物的支气管平滑肌松弛作用。目前最常用的引喘药物是组胺和乙酰胆碱。氨茶碱有阻断腺苷受体的作用，从而松弛支气管平滑肌。

【材料】

1. **器材** YLS - 8A 多功能诱咳引喘仪，秒表，注射器。
2. **药品** 12.5% 氨茶碱，2% 氯化乙酰胆碱，0.4% 磷酸组胺溶液。
3. **动物** 幼年豚鼠 2 只，体重 150 ~ 200g，雌雄各半。

【方法】

将前一天筛选合格的豚鼠 2 只随机分为 2 组（2% 氯化乙酰胆碱和 0.4% 磷酸组胺诱导哮喘的潜伏期一般不超过 120s，如超过则作为不敏感，不予选用）。给药组腹腔注射 12.5% 氨茶碱溶液 1ml/kg（125mg/kg），空白对照组腹腔注射等容量的生理盐水。30 min 后分别放入诱喘仪内，以 2% 氯化乙酰胆碱与 0.4% 磷酸组胺的等量混合液定量恒压（53.3 ~ 66.6kPa）喷雾 15s，观察并记录豚鼠的引喘潜伏期，动物在吸入诱喘药物后经过一段潜伏期即产生"哮喘反应"。"哮喘反应"可分为 4 级，Ⅰ 级呈现呼吸加速，Ⅱ 级呈现呼吸困难，Ⅲ 级呈现痉挛，Ⅳ 级呈现跌倒、翻滚。记录并比较各组动物出现跌倒的潜伏期。

【结果】

按表 8 - 3 记录实验结果。

表 8 - 3 氨茶碱的平喘作用

鼠号	药物/剂量	引喘潜伏期（s）
1		
2		

【注意】

1. 豚鼠必须选用幼鼠，体重不超过200g，并引喘潜伏期不超过120s。各鼠每天只能测定一次引喘潜伏期。同一天内，多次测定，会影响实验结果。

2. 判断药物有无平喘作用的指标：用药后引喘潜伏期明显延长；用药后动物不会因呼吸困难、窒息而跌倒，一般观察6min（360s），不跌倒者引喘潜伏期以360s计算。

3. 抗组胺药无直接松弛支气管平滑肌作用，但作用于这种动物模型，也能得到平喘效果。因此，在分析实验结果时应排除这种假阳性现象。

【思考题】

1. 平喘实验方法有哪些？请举例说明。

2. 氨茶碱的平喘作用机制是什么？

实验四　药物的镇咳作用（氨水引咳法）

【目的】

学习氨水引咳模型的制备，观察可待因的镇咳作用。

【原理】

咳嗽反射开始有吸气动作，接着紧闭声门，并发生强烈呼气，提高胸内压（可出现正压），气道可受压缩而变窄，肺内压也大大升高，然后声门突然开启，由于压力差，肺泡与呼吸道内气体以极高速度咳出体外，形成咳嗽动作。

氨水引咳法原理：刺激性气体吸入呼吸道内，刺激呼吸道上皮下的感受器，可引起咳嗽。

【材料】

1. 器材　YLS-8A多功能诱咳引喘仪，秒表。

2. 药品　0.3%磷酸可待因，氨水。

3. 动物　小鼠，体重18~22g，雌雄各半。

【方法】

小鼠，雌雄各半，禁食不禁水12h，放入YLS-8A多功能诱咳引喘仪，打开雾化吸入装置，使氨水刺激小鼠引起咳嗽，以动物腹肌强烈收缩，同时张嘴呼气为准。以1min内咳嗽次数大于或等于3次判定为引咳初筛合格。

取上述引咳初筛合格的小鼠8只，随机分为对照组和给药组，4只/组，雌雄各半。对照组灌胃给予蒸馏水，给药组按0.2ml/10g灌胃给予0.3%磷酸可待因。末次给药后半小时，依照上法以氨水刺激小鼠引发咳嗽。观察并记录各组小鼠引咳潜伏期（从喷雾出现至发生咳嗽的时间），以及小鼠3min内咳嗽次数，3min内不咳者潜伏期以3min计，统计分析结果。

【结果】

按表8-4记录实验结果。

表 8 − 4　磷酸可待因对小鼠咳嗽的作用

组别	体重（g）	药物/剂量	引咳潜伏期	3min 内咳嗽次数
对照组				
1				
2				
3				
4				
阳性药组				
1				
2				
3				
4				

【注意】

1. 咳嗽潜伏期是指喷雾氨水开始时间至发生咳嗽所需的秒数。

2. 小鼠咳嗽表现为腹肌收缩（缩胸），同时张大嘴为准，有时可有咳声，观察必须细致。

3. 本实验对环境要求严格，特别注意安静。

4. 小鼠氨水引咳法操作简单，被广泛采用。虽以化学刺激能诱发咳嗽，但是对小鼠喷嚏和咳嗽的动作很难区别，变异较大，特别是反复咳嗽时变异更大。

【思考题】

镇咳药物的特点是什么？举例说明。

实验五　药物对大鼠胃液分泌的影响

【目的】

观察西咪替丁对胃液分泌量及胃蛋白酶活性的影响。

【原理】

胃液分泌的异常是引起消化性溃疡、胃炎和食欲不振的主要因素。消化器官分泌实验主要通过插管或造瘘等方法收集胃液、肠液、胰液及胆汁，然后对上述消化液进行分析。胃酸测定可用酸碱滴定法或酸度计法，胃蛋白酶测定可用凝乳法、麦特（Mett）毛细玻管法、hmon – Mimhy 改良法等。

在抗消化性溃疡药物作用机制的研究及评价抑制胃酸分泌药时，常进行胃液分泌的测定。本实验通过收集胃液，并以 pH 仪测定胃酸的方法了解组胺增强胃液分泌及 H_2 受体阻断药西咪替丁抑制胃液分泌的作用。利用胃蛋白酶分解血红蛋白生成酪氨酸，再用酚试剂的显色反应测定酪氨酸含量，从而间接计算胃蛋白酶活性。

【材料】

1. 器材 pH 仪、手术器械、试管、鼠板、注射器。

2. 药品 2%组胺、西咪替丁注射液、0.9%生理盐水。

3. 试剂 10%水合氯醛、0.01mol/L NaOH 溶液、0.2mol/L 及 0.3mol/L 盐酸溶液、牛血红蛋白、0.1g/dl 硫柳汞柔溶液、5g/dl 三氯醋酸溶液、0.5mol/l Na$_2$CO$_3$溶液、福林 - 酚试剂（Folin - phenot reagent）、血红蛋白基质液、L - 酪氨酸。

4. 动物 大鼠，体重 200 ~ 250g。

【方法】

取禁食 24h 大鼠随机分成给药组和对照组，每组 10 只，称重，编号，分别腹腔注射西咪替丁（30mg/kg）或生理盐水，0.5ml/100g 给药，然后用 10% 水合氯醛（0.3ml/100g，i.p.）麻醉，打开腹腔，从十二指肠向胃内插入导管并固定（如图 8 - 5）。用注射器由导管向胃内注入 3ml 生理盐水冲洗胃内容物，抽出冲洗液，弃去，如此反复冲洗 3 次。再用注射器由导管向胃内注入 3ml 生理盐水，保留于胃内，皮下注射组胺（20mg/kg），30min 后抽出胃内溶液，用 pH 仪分别测定 30、60、90min 时的胃液总酸度。

图 8 - 5 插胃导管示意图

胃蛋白酶活性测定：采用改良安宋（Anson）法。先将待测的胃液用 0.04mol/L 的盐酸溶液稀释 50 倍，再按表 8 - 5 步骤操作：

表 8 - 5 胃蛋白酶活性测定加样顺序

试剂	测定管（ml）	对照管（ml）
37℃ 稀释胃液	0.5	0.5
37℃ 血红蛋白基质液	2.0	
	混匀后于 37℃ 水浴 10min	
5% 三氯醋酸	5.0	5.0
	振荡混匀，室温放置 30min	
37℃ 血红蛋白基质液	——	2.0
	震荡摇匀	

续表

试剂	测定管（ml）	对照管（ml）
上清液		
Na_2CO_3 酚试剂		
	迅速混匀，室温放置60min	

各管用721 – 分光光度计在640nm 波长比色，蒸馏水校正零，读取光密度，查 L – 酪氨酸标准曲线（将 L – 酪氨酸用 0.2mol/L 盐酸溶液稀释成不同浓度，加 Na_2CO_3 及酚试剂呈显色反应后比色绘制），按下列公式计算胃蛋白酶活性。

胃蛋白酶活性（μg 酶氨酸/ml 胃液/min）＝（测定管查标准曲线读数 – 对照管查标准曲线读数）×75

【结果】

按表 8 – 6 记录实验结果。

表 8 – 6　西咪替丁对大鼠胃酸分泌的影响（$x ± s$）

指标	30min		60min		90min	
	生理盐水	西咪替丁	生理盐水	西咪替丁	生理盐水	西咪替丁
总酸度						
胃蛋白酶活性						

【注意】

1. 收取胃液的导管不要紧贴胃壁以免影响胃液的收集。

2. 每次抽取胃液后立刻注入 2ml 的生理盐水以保证下次胃液的收集。

3. 光密度若读数在 0.5 以上时，可将测定管加温时间缩短为 5min 所得结果乘以 2。

4. 实验中所用蛋白底物也可用牛血清白蛋白或酪蛋白。

【思考题】

抑制胃酸或胃蛋白酶分泌的药物有哪些？作用机制分别是什么？

实验六　药物对大鼠胃黏膜的保护作用

【目的】

观察药物对乙醇所致急性胃黏膜损伤程度，了解药物对胃黏膜的保护作用。

【原理】

抗溃疡实验是建立在实验性溃疡模型的基础上，观察药物对胃黏膜损伤的保护作用。实验性溃疡的方法分为急性溃疡模型与慢性溃疡模型两大类。急性溃疡模型有：幽门结扎性溃疡、应激性溃疡（水浸、寒冷、失血性休克）、药物诱发性溃疡（非甾体类抗炎药、组胺、利血平等）、黏膜坏死物质性溃疡（100% 乙醇、0.6mol/L HCl、25% NaCl）等。慢性溃疡模型有：醋酸烧灼性溃疡，热烧灼性溃疡等，使用动物多为大鼠。同时还可测定胃组织中相关活性物质的含量，如前列腺素、氨基己糖、CAMP、

5－羟色胺、组胺等物质和胃黏膜血液量等指标，对药物作用机制进行研究。

乙醇可通过减少胃黏膜中前列腺素、氨基己糖含量、降低胃黏膜血流量，减少胃黏膜跨膜电位差、破坏主细胞减少黏液分泌、引起胃黏膜微循环障碍等，从而破坏胃黏膜屏障的完整性导致溃疡。

【材料】

1. 器材 大鼠固定板、大鼠灌胃器、注射器、手术器械、直尺。

2. 药品 次枸橼酸铋钾。

3. 试剂 无水乙醇、1％福尔马林溶液、生理盐水。

4. 动物 大鼠，体重 200～250g。

【方法】

取大鼠，禁食不禁水 24h 后随机分为对照组和给药组，每组 10 只，称重，编号。分别灌服蒸馏水及次枸橼酸铋钾 100mg/kg，1h 后每只大鼠灌服无水乙醇（1ml/100g），1h 后处死动物，取胃，结扎贲门，由幽门注入 1％的福尔马林溶液 10ml，结扎幽门，再将胃浸泡于 1％福尔马林溶液中 10min，以固定胃内外层。沿胃大弯剪开胃，用自来水轻轻冲洗胃内容物，将胃平展在玻璃板上，用棉球轻轻拭去附挂于胃黏膜上的血丝，观察胃黏膜损伤程度，根据损伤程度可见黏膜充血、水肿、纵行深褐色条索状溃疡。将每只大鼠所有损伤长度的总和作为该大鼠的溃疡指数。也可用打分的半定量方式表示溃疡指数：瘀血点为 1 分，线状血痕长度小于 1mm 者为 2 分，1～2mm 者为 3 分，3～4mm 者为 4 分，大于 5mm 者为 5 分，全胃分数的总和为该鼠的溃疡指数，以下列公式计算溃疡抑制百分率和溃疡发生百分率。

$$溃疡抑制百分率（\%）=\frac{对照组溃疡指数 - 给药组溃疡指数}{对照组溃疡指数}\times 100\%$$

$$溃疡抑制百分率（\%）=\frac{对照组溃疡指数 - 给药组溃疡指数}{对照组溃疡指数}\times 100\%$$

实验结束后合并全班数据统计进行统计法学处理。

【结果】

按表 8－7 记录实验结果。

表 8－7 药物对大鼠乙醇型黏膜损伤的影响（$x \pm s$）

组别	剂量（g/kg）	动物数（n）	溃疡指数	溃疡抑制率（％）	溃疡发生率（％）
对照组					
次枸橼酸铋钾					

【注意】

1. 胃黏膜损伤程度与乙醇浓度及灌服时间有关。

2. 注意给药时间和处死时间准确。

【思考题】

胃黏膜屏障保护药有哪些？

实验七 药物对小鼠胃排空的作用

【目的】

学习动物胃肠动力实验方法，观察多潘立酮的药理作用。

【原理】

食物由胃排入十二指肠的过程称为胃排空。胃排空主要由外周多巴胺受体调节，多巴胺受体调节阻滞剂多潘立酮能激动胃肠壁的多巴胺受体，增强胃蠕动，促进胃排空。

【材料】

1. 器材 紫外分光光度计，灌胃器，注射器，电子秤，眼科剪。

2. 药品 吗丁啉（多潘立酮）：10mg/片，蒸馏水，0.1g/ml甲基橙溶液。

3. 动物 昆明小鼠6只，体重18~22g，雌雄均有。

【方法】

取小鼠6只，称重、编号，将小鼠随机分成甲组和乙组，甲组灌胃给予吗丁啉1.4mg/kg，乙组灌胃给予等量蒸馏水，每日1次，连续给药3天，末次给药前禁食不禁水12h，给药或给生理盐水30min后，每只小鼠分别灌胃给予0.2ml的0.1%甲基橙溶液。20min后脱臼处死小鼠，迅速剖开腹腔，用丝线结扎小鼠幽门、贲门，取出胃置于小烧杯中，放入适量蒸馏水，剪开胃，将胃内容物充分洗于蒸馏水中，倒入刻度离心管后，用水补足10ml，以2×10^3 rpm离心10min。取上清液，在420nm处测定吸光度，即为胃中甲基橙的光密度。取0.2ml 0.1% 甲基橙加入10ml蒸馏水中，摇匀后测定吸光度，作为基数甲基橙吸光度。按"胃中甲基橙的吸光度/基数甲基橙的吸光度×100%"计算甲基橙在胃内的残留率。

【结果】

按表8-8记录实验结果。

表8-8 多潘立酮对胃排空的促进作用

编号	体重（g）	药物/剂量	甲基橙的胃残留率（%）
1			
2			
3			
4			
5			
6			

【注意】

1. 实验前小鼠应禁食，一般为12h，使小鼠胃内无内容物。

2. 从腹腔剖取胃前用丝线结扎幽门和贲门，防治胃内容物的泄漏，影响实验的准确性。

3. 药物对胃运动的作用，常以在体动物胃排空功能来衡量。也有采用称取胃全重和胃净重计算胃内容物的重量差异来评价药物对胃排空功能的影响。

【思考题】

影响胃排空的因素有哪些？

实验八 药物的抗凝血作用

【目的】

学习体外快速简单筛选药物抗凝作用的方法，观察肝素钠体外抗凝作用。

【原理】

药物的抗凝血作用，教学常以毛细玻管法和载玻片法观察凝血时间长短来衡量，也有采用试管法测定凝血时间的。科研多采用凝血分析仪测定凝血酶原时间（PT）、活化部分凝血活酶时间（APTT）、凝血酶时间（TT）、纤维蛋白原（FIB）。

凝血时间是指从血液流出体外时起至凝固时止所需的时间，当血液接触毛细玻管或玻片后，外源性凝血系统启动，在一定时间，玻管折断处或玻片表面会出现丝状物。肝素在体内外均有强大的抗凝作用，可延长凝血时间。故选择肝素钠和生理盐水对照，毛细玻管法和载玻片法用来评价药物的抗凝血作用。

【材料】

1. 器材 鼠笼，小动物电子秤（或天平），注射器，小鼠灌胃器，秒表，毛细玻管，针头，棉球。

2. 药品 12500U 肝素钠溶液，生理盐水。

3. 动物 小鼠，体重 18～22g，雌雄各半。

【方法】

取小鼠 8 只，随机均分为 2 组，称量、记录体重，编号。甲组（肝素钠组）于实验前以 2ml：12500U 肝素钠溶液 0.2 ml/10g 腹腔注射。乙组（生理盐水组）以等容积的生理盐水注射。20 min 后，按照测定凝血时间。

1. 毛细玻管法 左手固定小鼠，右手持毛细玻管，刺入小鼠眼内眦部，使血液注满玻管后迅速拔出，并启动秒表。开始自毛细管有刻度一端轻轻折下一小段（约 0.5～1.0cm），并注意观察折断处有无丝状物出现，以后每隔 20s 折断玻管一次，直至折断处有丝状物出现时，记录当时所用时间，即为小鼠的毛细玻管法凝血时间，正常值一般为 2～7min。

2. 玻片法 左手固定小鼠，右手持眼科弯头镊子摘除一侧眼球，迅速将血滴于清洁干燥的玻片上，同时启动秒表。以后每隔 10s 用干燥的针头挑动血滴一次，直至针头能挑出纤维蛋白丝为止，记录当时所用时间，即为玻片法凝血时间。

【结果】

按表 8-9 记录实验结果。

表 8 - 9　药物对小鼠凝血时间的影响

药物	鼠号	体重	凝血时间（s）	
			毛细玻管法	玻片法
肝素钠	1			
	2			
	3			
	4			
生理盐水	1			
	2			
	3			
	4			

【注意】

1. 凝血时间可受室温影响，温度过低时凝血时间缩短。本实验最好在 15℃ 左右。

2. 每次针挑血滴时不应从各个方向多次挑动，以免影响纤维蛋白形成。

3. 毛细玻管采血后不宜长时间拿在手中，以免体温影响凝血时间。

【思考题】

肝素钠各对血凝时间有何影响？其作用机理如何？临床上有哪些用途。

实验九　药物对离体子宫的影响

【目的】

观察不同剂量的缩宫素对子宫的作用。

【原理】

不同剂量的缩宫素对子宫的作用不同。小剂量使子宫产生节律性收缩，大剂量则引起强直性收缩。

【材料】

1. 器材　BL - 410 生物机能实验系统，超级恒温水浴，肌力换能器，浴管，L 型钩，铁支架，双凹夹，螺旋夹，弹簧夹，万能夹，烧杯，氧气，针头，培养皿，缝线，缝针，剪刀，镊子，1ml 注射器。

2. 药品　0.005U/ml 缩宫素溶液，0.5U/ml 缩宫素溶液，己烯雌酚，戴氏液。

3. 动物　雌性未孕大鼠（实验前 24 ~ 36h 腹腔注射己烯雌酚 0.5mg）。

【方法】

1. 打开 BL - 410 生物机能实验系统，连接换能装置，调节生物信号，将恒温水浴温度调整在 35 ± 0.5℃，向浴漕中加入戴氏液 15ml。

2. 制备标本　取大鼠 1 只，击头致死，迅速剖腹，取出子宫，置于盛有戴氏液的培养皿中，剔除子宫周围的结缔组织，然后剪成左、右两条。

3. 取其中一条，用线结扎其两端，一端固定于 L 型钩上，放入盛有 15ml 戴氏液的浴槽内，另一端与肌力换能器连接，调节静息张力 1 ~ 2g，通氧，稳定 10min。描记一段正常曲线。

4. 加药

（1）0.005U/ml 缩宫素溶液 0.1ml，作用稳定后，用戴氏液冲洗。

（2）0.5U/ml 缩宫素溶液 0.1ml 观察子宫的反应情况 。

【结果】

进行图形分析。标上题目、药物，剂量、实验条件、实验日期及操作者。

【注意】

1. 制备标本时不要损伤子宫。

2. 戴氏液每次要注意恒量，而且要注意浴槽的温度。

3. 换液后，必须待曲线平稳后才能加入下一个药物。

【思考题】

1. 根据张力曲线，观察不同剂量的缩宫素对子宫收缩的作用。

2. 分析缩宫素对子宫的作用特点，说明它们在临床上的应用。

（杨德森　林　青　王　斌　薛　玲）

第九章 ▸ 免疫系统实验

　　免疫药理学是介于免疫学和药理学间的边缘学科，主要研究药物对机体免疫系统功能的作用与机制，为某些疾病的药物治疗提供理论基础。就免疫药理学实验方法而言，基本以药物和免疫学实验方法为研究手段，观察药物对免疫应答诸环节的影响，从而阐明药物对机体免疫功能的影响与作用机制。

　　免疫药理学研究方法有体外、体内两方面实验，体外实验可发现药物对免疫应答某一特定环节如 T 细胞增殖、细胞因子产生等的具体影响，体内实验则可探讨药物对胸腺依赖性抗原或胸腺非依赖性抗原介导的免疫应答、正常的体液免疫和细胞免疫功能、同种异体移植排斥反应、异常免疫应答如超敏反应和自身免疫病以及初次及再次免疫应答等的影响。

　　T 淋巴细胞是介导机体细胞免疫的重要细胞，T 淋巴细胞功能测定包括 T 淋巴细胞表面标志的检测（E 玫瑰花环试验、免疫荧光试验）、T 淋巴亚群测定（小鼠胸腺细胞亚群测定试验、荧光标记 T 细胞亚群试验、效应细胞亚群 Th1/Th2 测定）、T 淋巴细胞增殖转化试验、细胞毒 T 细胞（CTL）杀伤功能测定以及迟发型超敏反应（DTH）试验。B 淋巴细胞介导体液免疫，能反映该免疫细胞功能的实验包括体外溶血空斑试验、血清溶血素抗体测定试验、B 淋巴细胞增殖转化试验以及免疫球蛋白（Ig）及其亚型定量测定试验。此外，还包括其他免疫功能细胞的测定方法，如 NK 细胞活性检测、AD-CC 细胞活性测定、巨噬细胞活性检测、中性白细胞检测等。以及免疫细胞因子（IL-1、IL-2、IFN）、血清补体水平、溶菌酶活性剂免疫器官（胸腺、脾脏）重量测定等方法。

　　本章主要介绍可反映药物对机体非特异性免疫功能影响的腹腔巨噬细胞吞噬功能测定试验，对机体体液免疫影响的血清溶血素抗体水平测定试验，以及对细胞免疫影响的 DTH 试验。

实验一　药物对单核-巨噬细胞吞噬功能的影响（碳粒廓清法）

【目的】

观察糖皮质激素对小鼠单核-巨噬细胞吞噬功能的影响。

【原理】

吞噬试验常作为药物对机体非特异性免疫功能影响的重要指标。碳末为一种异物，静注入小鼠血液循环后，可迅速被定居在肝、脾内的单核巨噬细胞吞噬。正常小鼠肝脏 Kupffer 细胞能吞噬约 90% 碳粒，其余 10% 被脾脏巨噬细胞所吞噬。将碳末颗粒定量，从静脉注射起计时，间隔一定时间取静脉血，测定血中碳粒浓度，根据血流中碳粒被清除的速度，可以表明单核–巨噬细胞的吞噬功能。

【材料】

1. 器材 分光光度计、1ml 注射器、200μl 微量移液器、电子天平、离心机、毛细玻管、眼科镊、手术剪等。

2. 药品 2.5% 醋酸波尼松溶液、生理盐水、碳末溶液（稀释后印度墨汁或 1.6% 胶体碳溶液）、0.1% 碳酸钠溶液、肝素。

3. 动物 小鼠 6 只，体重 18～22g，雌雄各半。

【方法】

1. 取健康小鼠 6 只，称重、标记、随机分为空白对照组和药物组。药物组腹腔注射 2.5% 氢化可的松 0.2ml/10g（体重），空白对照组注射等体积生理盐水，记录给药时间。

2. 30min 后给小鼠尾静脉注射 50g/L 碳末溶液按照 0.1ml/10g 体重，记录时间。

3. 注射碳末溶液后 2min 和 15min 分别用毛细玻管（需事先经肝素溶液湿润）从小鼠眼眶静脉丛采血 20μl，立即将血置于含有 2ml 的 1% 碳酸钠的离心管中摇匀。离心 10min，转速 1000rpm，将上清液用微量移液器吸至比色杯中，在分光光度计 650nm 波长处比色，记录 OD 值。

4. 采血后采用颈椎脱臼法处死小鼠，取肝、脾，用滤纸吸干后称重，按下列公式计算吞噬指数 K。

在一定范围内，碳粒的清除速率与其剂量呈指数函数关系，即吞噬速率与血浆碳粒浓度的对数成正比，而与已吞噬的碳量成反比，即：

$$K = \lg(OD_1 - OD_2 / t_1 - t_2)$$

其中 OD_1、OD_2 为前后两次采血样的光密度值，$t_1 - t_2$ 为两次采血样的时间差。

K 值的大小除与吞噬细胞的吞噬活性有关外，还与小鼠肝、脾重量有关。因此，K 值需经下列公式校正：

$$\alpha = K^{1/3} \times W/WL.S$$

式中 α 为校正后的吞噬指数，即吞噬系数，W 为小鼠体重，WL.S 为肝＋脾重量。

将全班结果收集后进行统计学处理，比较药物组和正常对照组的差异。

【结果】

按表 9－1 记录实验结果。

表 9－1 药物对单核–巨噬细胞吞噬功能的影响（$\bar{x} \pm s$）

组别	剂量	动物数	OD_1 2min	OD_2 15min	肝重	脾重	吞噬指数（K）
空白对照							
氢化可的松							

【注意】

1. 注入碳粒的浓度应适宜。印度墨汁用生理盐水稀释 4～8 倍。

2. 在尾静脉注药前，可先将小鼠尾巴用 45～50℃ 温水浸泡或用灯泡照数分钟，使局部血管扩张，便于注射。注射器抽取碳末溶液后应将气泡排尽。

3. 采血速度要快，以防凝血。若发生凝血，应重新采血并记时间，按实际时间间隔进行计算。采血时动作要温和，避免挤压损伤内脏器官。

4. 吞噬指数、吞噬系数变大提示动物单核 – 巨噬细胞吞噬能力增强。若动物肝、脾的重量差异不大，可只计算 K 值。

【思考题】

1. 影响动物单核 – 巨噬细胞吞噬能力的因素有哪些?

实验二　药物对血清溶血素抗体水平的影响

【目的】

通过血清溶血素抗体水平的改变评价药物对机体免疫能力的影响。

【原理】

鸡红细胞对鼠类是一种较强的抗原性异物，当其被注入小鼠腹腔后其淋巴细胞便产生抗鸡红细胞抗体溶血素，并释放至外周血。这种抗体在体外与鸡红细胞一起温育，在补体参与下，可以产生溶血现象：红细胞破坏，释放出血红蛋白，使溶液呈红色。颜色的深浅则反映了发生溶血红细胞数量的多少，而红细胞的溶血与血清中抗体含量呈正相关。因此，我们通过测定血清溶血素光密度值，用以反应药物对机体免疫能力的影响。

【材料】

1. 器材　分光光度计、1ml 注射器、200μl 微量移液器、电子天平、离心机、恒温箱、毛细玻管、眼科镊、手术剪等。

2. 药品　2.5% 醋酸波尼松溶液、生理盐水。

3. 动物　小鼠 6 只，体重 18 ~ 22g，雌雄各半。

【方法】

1. 取健康小鼠 6 只，称重、标记、随机分为正常对照组及药物组。2 组小鼠均腹腔注射 5% 鸡红细胞混悬液 0.2ml 进行免疫。次日开始灌胃给药，正常对照组按照 0.2ml/10g 体重灌胃给予生理盐水，药物组按照 0.2ml/10g 体重灌胃给予 0.25% 醋酸波尼松溶液。连续给药 7 日。

2. 末次给药后 30 min，小鼠摘取眼球取血，3000 rpm 离心 5 min，收集上清。

3. 小鼠血清用生理盐水稀释 100 倍，取稀释血清 1ml 与 5% 鸡红细胞悬液 0.5ml 和 10% 补体（豚鼠血清）0.5 ml 混合，在 37℃ 恒温箱中保温 30 min 后，置 0 ℃ 冰箱 30 min 中止反应。再次离心，取上清液，于分光光度计 540nm 处比色，测溶血素光密度值（OD）。收集全班数据比较药物组和正常对照组的差异。

【结果】

按表 9 – 2 记录实验结果。小鼠血清溶血素的水平是一项机体非特异性免疫功能的主要指标，测定上清液溶血素光密度值，则可间接判断血清中抗体形成的数量。光密度越大，则说明机体抗体产生量越多，反之亦然。

表9－2　药物对血清溶血素抗体水平的影响（$\bar{x} \pm s$）

组别	剂量	动物数	血清溶血素（OD）
空白对照			
醋酸泼尼松			

【注意】

1. 取正常对照组小鼠血清作为比色时调零。

2. 5% 鸡红细胞悬液需在无菌操作下进行。放置时间不宜过久。

3. 小鼠血清的稀释以及吸取量应确保准确。

【思考题】

1. 醋酸泼尼松对机体免疫功能的影响机制是什么？

附：

5% 鸡红细胞悬液制备方法：在无菌条件下，从鸡翼下静脉或心脏取血。按 1 : 5 比例将鸡血保存于 Alsever 氏保养液中，放 4 C° 冰箱储存备用。（可用 1 个月）。临用前将鸡红细胞用生理盐水洗涤 3 次，前 2 次洗涤按照 1500rpm 离心 5min，弃上清，最后 1 次按照 2000rpm 离心 5min，连续离心 2 次，收集红细胞。最后用生理盐水将红细胞配制为 5% 悬液，储存备用。

实验三　药物对二硝基氯苯致小鼠迟发型过敏反应的影响

【目的】

观察药物对 T 淋巴细胞介导的特异性细胞免疫应答的影响。

【原理】

二硝基氯苯（DNCB）是一种小分子化学物质，也是一种半抗原强致敏剂，易与皮肤中组织蛋白结合。首次涂于皮肤即可使机体致敏，经 10～14 日，当 DNCB 再次攻击机体时，即可形成迟发型过敏反应。

本实验能反应药物对 T 淋巴细胞介导的特异性细胞免疫应答的影响，是评价药物对免疫系统影响的常用实验。

本实验还可采用豚鼠及家兔。

【材料】

1. 器材　分光光度计、1ml 注射器、50μl 微量移液器、电子天平、离心机、恒温箱、毛细玻管、试管、眼科镊、手术剪等。

2. 药品　二硝基氯苯（DNCB）、丙酮、0.2% 环磷酰胺溶液、生理盐水。

3. 动物　小鼠 6 只，体重 18～22g，雌雄各半。

【方法】

1. 取健康小鼠 6 只，称重、标记、随机分为模型对照组及药物组。

2. 用脱毛剂（硫化钡加水调成稀糊状）脱去小鼠背部颈毛，次日于脱毛的颈部皮肤上滴 100 g/L DNCB 丙酮溶液 20 μl/ 只致敏。致敏后小鼠每天灌胃给药 1 次，模型对照组按照 0.1ml/10g 体重皮下注射生理盐水,药物组按照 0.1ml/10g 体重皮下注射 0.2%环磷酰胺溶液。连续给药 14 日。

3. 末次给药后 1 h,各鼠脱去腹部毛后滴 2.5% DNCB 丙酮溶液 30μl/只进行攻击。 24h 后,尾静脉注射 1%伊文斯蓝溶液 0.1ml/10g 体重。30min 后,脱颈椎处死小鼠, 剪取腹部蓝染皮肤,剪碎,用 1:1 丙酮和生理盐水混合液 5ml 浸泡 24h,3000rpm 离心 10min,取上清液于分光光度计 610nm 处比色,测定 OD 值。收集全班数据比较药物组 和正常对照组的差异。

【结果】

按表 9 - 3 记录实验结果。

表 9 - 3 药物对二硝基氯苯(DNCB)致小鼠迟发型过敏反应的影响($\bar{x} \pm s$)

组别	剂量	动物数	OD 值
模型对照			
环磷酰胺			

【注意】

1. DNCB 不溶于水,易溶于丙酮,需用丙酮进行稀释。

2. DNCB 能使人产生迟发型皮肤过敏反应,故攻击动物致敏时,应戴乳胶手套进行 防护。

【思考题】

环磷酰胺对机体免疫功能的影响是什么?

（曾 南 刘 蓉 饶朝龙）

第十章 抗炎实验

炎症，包括以血管通透性为主要改变的急性炎症和以肉芽组织增生为指标的亚急性炎症、免疫性炎症，如类风湿性关节炎、骨关节炎、牛皮癣、过敏性哮喘等。目前已建立了多种反映炎症病变的动物模型，但因炎症过程极为复杂，且动物模型与人体实际情况不完全相同，在评价药物抗炎作用时，需采用多种类型模型进行实验观察而获得准确结果。

多种刺激因子，如感染因子、缺血、抗原－抗体反应、化学刺激、热或机械损伤等均能诱发炎症。常用抗炎实验方法依据致炎性质的不同分为两大类：①非特异性炎症模型：采用的致炎因子有异性蛋白（如鸡蛋清）、颗粒性异物（如酵母、角叉菜胶、高岭土、棉球等）以及某些化学物质（如二甲苯、甲醛、松节油等）。其中角叉菜胶是目前最为常用的致炎物质。②免疫性炎症模型：包括细胞介导的超敏反应性炎症（如大鼠PCA实验）和免疫复合物介导的炎症模型（如大鼠佐剂性关节炎）。

观察药物对急性炎症的影响，一般采用小鼠耳部炎症模型（可用巴豆油、二甲苯、花生四烯酸等致炎）、大鼠角叉菜胶性足跖肿胀模型以及大鼠腹腔白细胞游走实验。观察药物对亚急性和慢性炎症的影响，可采用大鼠佐剂性关节炎模型、大鼠或小鼠棉球肉芽肿实验。观察药物对过敏性炎症的影响，可选用大鼠同种被动皮肤过敏试验（PCA）、大鼠腹腔肥大细胞脱颗粒反应实验。此外，可通过测定炎症介质（PGs、LTs、PAF、TNF－α、IL－6等）水平反映药物的抗炎机制。目前尚不能确证性别对炎症模型的影响，但药理剂量的雌激素有抗炎和免疫抑制作用，故一般选用雄性动物。

本章主要介绍反映药物抗炎性渗出、血管通透性增高、增生的非特异性炎症模型。

实验一 药物对二甲苯致小鼠耳郭肿胀的影响

【目的】

熟悉化学药物（二甲苯）致小鼠耳郭炎症性肿胀模型的制作方法。观察糖皮质激素的抗炎作用。

【原理】

化学刺激物（二甲苯）对皮肤黏膜具有刺激作用，涂布小鼠耳郭有明显的致炎作用，可使毛细血管扩张、渗出增加，出现局部肿胀，重量改变。比较给予药物前后动物局部肿胀程度的变化，从而观察到药物的抗炎作用。

【材料】

1. **器材** 分析天平、打孔器、手术剪、1ml注射器、苦味酸。
2. **药品** 0.1%地塞米松、二甲苯（分析纯）、生理盐水。
3. **动物** 雄性小鼠6只，体重18~22g。

【方法】

1. 取活动度相近的雄性小鼠 6 只，称量、标记，随机分为 2 组。

2. 一组腹腔注射 0.1% 地塞米松 0.1 ml/10 g 体重，另一组（对照组）腹腔注射生理盐水 0.1ml/10 g 体重。

3. 给药 30min 后，用 0.05ml 二甲苯均匀涂抹每只鼠的右耳内外两面（左耳不涂，作为对照）。

4. 涂抹 45min 后，小鼠脱臼处死，分别用打孔器取相同部位左右耳片，电子天平称重。

5. 计算肿胀度或肿胀率。

肿胀度 = 右耳重量 − 左耳重量

肿胀率 = （右耳重量 − 左耳重量）÷ 左耳重量 × 100%

【结果】

按表 10 − 1 记录实验结果。

表 10 − 1 　地塞米松对小鼠耳片肿胀重量的影响

| 组别 | 鼠号 | 体重(g) | 药物剂量 | 耳片重量 | | | | 各组肿胀率平均值 |
				右	左	肿胀度	肿胀率	
生理盐水	1							
	2							
	3							
地塞米松	1							
	2							
	3							

【注意】

1. 小鼠耳郭滴加二甲苯时，正反面均匀涂抹，避免滴入耳郭内。

2. 小鼠左右耳打耳片位置应统一于耳郭中间部位。

3. 糖皮质激素具有抗炎作用。小鼠一定要选雄性，避免雌性激素对实验的影响。

【思考题】

本实验结果的主要影响因素有哪些？

实验二　药物对大鼠炎性足肿胀的影响

【目的】

熟悉致炎物质致大鼠后肢足跖炎症性肿胀模型的制作方法。观察糖皮质激素的抗炎作用。

【原理】

鲜蛋清为异源蛋白，其作为致炎物质被注入大鼠后肢足跖后，可引起局部血管扩张，通透性增强，组织水肿等炎症反应，最后致足跖体积变大。

糖皮质激素通过抑制炎症产生的多个环节，可以避免致炎物质的致炎作用，能够减轻大鼠后肢足跖炎症性肿胀。

【材料】

1. 器材　大鼠固定器、1ml 注射器、PV – 200 足趾容积测量仪、苦味酸。

2. 药品　10% 鲜蛋清、0.5% 氢化可的松溶液、生理盐水。

3. 动物　雄性大鼠 2 只，体重 180 ~ 200g。

【方法】

1. 取大鼠 2 只，称重，做好标记。一只大鼠腹腔注射生理盐水 0.3ml /100g，另一只腹腔注射 0.5% 氢化可的松溶液 0.3ml/100g。

2. 在鼠足某处用记号笔画线作为测量标线，将鼠足缓缓放入测量筒内，当水平面与鼠足上的测量标线重叠时，踏动脚踏开关，记录足趾容积。

3. 在注射药物 30min 后，从右后足掌心向踝关节方向皮下注射 10% 鲜蛋清 0.1ml。

4. 在注射致炎物后的 15min、30min、45min 分别测量足趾容积。

5. 计算足跖肿胀度及肿胀率。

肿胀度 = 致炎后的足趾容积 – 致炎前足趾容积

肿胀率 = （致炎后的足趾容积 – 致炎前足趾容积）÷ 致炎前足趾容积 × 100%

【结果】

按表 10 – 2 记录实验结果。

表 10 – 2　氢化可的松对大鼠足跖肿胀的影响

鼠号	体重（g）	药物药量（ml）	正常右后足跖容积	致炎后足跖肿胀度（ml）			致炎后足跖肿胀率（%）		
				15min	30min	45min	15min	30min	45min
1									
2									

【注意】

1. 抗炎实验中动物性别的选择：雄性。

2. 测定大鼠足体积时，选定统一测量位置（大鼠足外踝关节突起）。

3. 10% 鲜鸡蛋清溶液需在临用前配制。

4. 测量时，应固定 1 人完成所有测量任务。

5. 注射致炎剂时注意药液勿外漏。

【评价】

体重 120 ~ 150g 的雄性大鼠对致炎剂最敏感，肿胀度高，差异性小。

【思考题】

本实验结果的主要影响因素有哪些？

实验三　药物对小鼠肉芽肿的影响

【目的】

熟悉小鼠炎性肉芽肿模型的制备方法，观察药物对于慢性炎症造成结缔组织增生的影响。

【原理】

由于埋入小鼠皮下的棉球的刺激作用，可引起结缔组织的增长，这种肉芽增生与临床上某些炎症的后期病理改变相似。

糖皮质激素通过抑制炎症产生的多个环节，可以避免致炎物质的致炎作用，对于慢性炎症造成的结缔组织增生具有抑制作用。

【材料】

1. 器材 消毒器械（手术刀、眼科镊、剪、缝合针、线）、注射器、灭菌棉球。

2. 药品 0.5%氢化可的松溶液、戊巴比妥钠溶液 1g/dl、青霉素 G 钾盐及硫酸链霉素混合液（每毫升含青霉素 800U，链霉素 650U）、生理盐水、75%乙醇。

3. 动物 雄性小鼠 2 只，体重 18 ~ 22g。

【方法】

1. 取健康雄性小鼠，称量、标记，随机分为甲乙两组。

2. 腹腔注射戊巴比妥钠溶液 30mg/kg，无菌条件下手术，在小鼠左右蹊部碘酒消毒，75%乙醇棉球脱碘后，各切 0.5cm 长的小口，用眼科镊将 20mg 灭菌棉球（青霉素和链霉素混合液浸泡、烘干）植入皮下，随即缝合皮肤。

3. 从手术当日开始，甲组（对照组）每日给生理盐水，乙组每日给氢化可的松 5mg/100g，连续给药 7 天。

4. 第 8 日处死动物，剥离出带肉芽组织的棉球称湿重（减去棉球原重量），在 60℃烘箱内烘 24h 称干重，计算肉芽肿重量（减去棉球原重量）。

5. 计算肉芽肿减少率

肉芽肿减少率（%）=（对照组肉芽肿干重量 – 实验组肉芽肿干重量）÷对照组肉芽肿干重量×100%

【结果】

按表 10 – 3 记录实验结果。

表 10 – 3 氢化可的松对大小鼠肉芽肿形成的影响

组别	剂量（ml/kg）	肉芽肿湿重（g）	肉芽肿干重（g）

【注意】

1. 棉球的表面积对实验结果影响较大，为此应使棉球形状、松紧度和植入的部位、深浅保持一致。

2. 分离肉芽肿时，尽可能剔净脂肪组织。

3. 动物体重减轻可降低肉芽肿重量，故肉芽应以 mg/100g 体重表示。

4. 肉芽组织易向棉球内浸润，致棉球变形，较难剥离，常易导致较大误差。

5. 必要时手术当天起可肌内注射普鲁卡因青霉素 4000 ~ 8000U/只，连续 4 日，以防感染。

【思考题】

本实验的结果会受到哪些因素的影响?

实验四 药物对小鼠腹腔毛细血管通透性的影响

【目的】

熟悉毛细血管通透性增加模型的造模方法,观察氢化可的松对小鼠腹腔毛细血管通透性的影响。

【原理】

采用不同致炎因素引起局部炎症反应,然后静脉注射给予特殊染料可随体液成分渗入腹腔,测定染料的通透量。根据炎症部位着色深浅,反映毛细血管通透性,如果药物可减少染料的通透量,降低 OD 值,则证明有抗炎作用。

氢化可的松能够拮抗冰醋酸所致的小鼠腹腔毛细血管通透性增高而引起的炎症反应。

【材料】

1. 器材 721 分光光度计、离心机、注射器、试管、离心管、解剖剪、平镊、眼科镊。

2. 药品 0.5% 氢化可的松溶液、0.5% 伊文氏蓝、0.6% 冰醋酸、生理盐水。

3. 动物 成年健康小鼠 24 只,体重 18 ~ 22g,雌雄均可。

【方法】

1. 取成年健康小鼠 24 只,称量、标记,随机分为甲乙丙 3 组。

2. 甲组小鼠皮下注射 0.5% 氢化可的松溶液 0.5ml/只,乙组和丙组小鼠分别皮下注射等量的 0.25% 氢化可的松溶液和生理盐水。

3. 各组末次给药 0.5h 后,尾静脉注射 0.5% 伊文氏蓝溶液 0.1ml/10g,继而立即腹腔注射 0.6% 冰醋酸溶液 0.2ml/只。

4. 0.5h 后脱颈椎处死小鼠,剖腹,用 4.0ml 生理盐水反复冲洗腹腔,冲洗液稀释至 5.0ml,于 3000 转/分离心 5min。取上清液于分光光度计 590nm 处测定光密度(OD 值),并以对照组小鼠染料的渗出量为 100% 计算给药组小鼠腹腔渗出的抑制率。以抑制率计通透性。

抑制率 =(对照组渗出量 − 用药组渗出量)/对照组渗出量 ×100%

5. 对三组数据进行单因素方差分析并两两进行 q 检验。

【结果】

按表 10 - 4 记录实验结果。

表 10 - 4 氢化可的松对小鼠腹腔毛细血管通透性的影响

组别	剂量（ml/kg）	n	光密度 A	抑制率
1				
2				

【注意】

1. 染料注入量、冰醋酸量以及注射冰醋酸至处死时间必须严格控制。

2. 冲洗腹腔时应避免液体外溢。

3. 动物处死时，动作要轻柔，防止各种引起腹腔内出血的因素；如发生腹腔内出血，样本应弃去不用。

【思考题】

试述本实验结果的意义和影响因素。

（曾　南　刘　蓉　饶朝龙）

第十一章 ▶ 化疗药物实验

本章介绍 3 个实验项目，分别是硫酸链霉素的毒性反应和钙的拮抗作用、药物的体外抗菌实验、药物的体内抗菌实验，其中硫酸链霉素的毒性反应和钙的拮抗作用分为小鼠实验法、家兔实验法及豚鼠实验法。

实验一 链霉素的毒性反应和钙的拮抗作用（小鼠实验法）

【目的】
观察硫酸链霉素引起的急性中毒症状，了解其解救方法。

【原理】
链霉素为氨基糖苷类抗生素，其急性反应为神经肌肉阻滞，出现四肢无力甚至呼吸抑制。本实验以注射过量的链霉素使小鼠产生急性毒性，观察氯化钙对抗链霉素中毒小鼠的保护作用。

【材料】
1. **器材** 电子秤，1ml 注射器 3 支，鼠笼，大烧杯。
2. **药品** 7.5% 硫酸链霉素，5% 氯化钙溶液，生理盐水。
3. **动物** 小鼠 3 只，18～22g，雌雄不拘。

【方法】
取性别相同、体重相近的小鼠 3 只，编号，标记，称重，观察并记录正常呼吸、肌张力、翻正反射情况，然后进行下列实验。

1 号鼠：腹腔注射生理盐水 0.1ml/10g 体重，观察并记录呼吸、肌张力、翻正反射情况。

2 号鼠：腹腔注射 7.5% 硫酸链霉素溶液 0.1ml/10g 体重，观察并记录呼吸、肌张力、翻正反射情况，待毒性症状明显后（四肢无力、呼吸困难、发绀等），立即腹腔注射生理盐水溶液 0.1ml/10mg，观察并记录呼吸、肌张力、翻正反射情况。

3 号鼠：腹腔注射 7.5% 硫酸链霉素溶液 0.1ml/10g 体重，观察并记录呼吸、肌张力、翻正反射情况，待毒性症状明显后（四肢无力、呼吸困难、发绀等），立即腹腔注射 5% 氯化钙溶液 0.1ml/10g，观察并记录呼吸、肌张力、翻正反射情况。

【结果】按表 11-1 记录实验结果。

表 11-1 小鼠硫酸链霉素的中毒反应及解救

组别			呼吸（次/min）	四肢肌张力	翻正反射
鼠号	体重（g）	用药情况			
1		用药前			
		用生理盐水后			

续表

	组别		呼吸（次/min）	四肢肌张力	翻正反射
鼠号	体重（g）	用药情况			
2		用药前			
		用链霉素后			
		用生理盐水后			
3		用药前			
		用链霉素后			
		用氯化钙后			

【注意】

1. 小鼠腹腔注射大剂量链霉素后，一般在给药后 10～15min 左右出现中毒反应，并逐渐加重，出现明显中毒症状应立即抢救，防治小白鼠中毒死亡。

2. 捉拿小鼠时动作宜轻柔，避免过度刺激引起小鼠活动增多而影响实验结果。

3. 观察并及时记录各小鼠给药前后的呼吸、肌张力、翻正反射情况。

4. 观察呼吸时，记录次/分。

5. 观察肌张力时，将小鼠放在粗糙表面（如铁丝鼠笼表面），抓住鼠尾往后拖，根据阻力可将其分为正常、较弱、很弱、无力四级。

6. 观察翻正反射，可分为正常、增加、减少三级。

【思考题】

1. 链霉素的不良反应有哪些？钙盐可防治链霉素的哪些毒性反应？

2. 链霉素中毒应该选择哪些药物抢救？机制是什么？

实验二 链霉素的毒性反应和钙的拮抗作用（家兔实验法）

【目的】

观察硫酸链霉素引起的急性中毒症状，了解其解救方法。

【原理】

链霉素为氨基糖苷类抗生素，其急性反应为神经肌肉阻滞，出现四肢无力甚至呼吸抑制。本实验以注射过量的链霉素使家兔产生急性毒性，观察氯化钙对抗链霉素中毒家兔的保护作用。

【材料】

1. **器材** 人工呼吸机，婴儿秤，5ml 注射器 2 支，剪刀，橡皮导管，棉球。

2. **药品** 25% 硫酸链霉素，5% 氯化钙溶液，0.05% 甲基硫酸新斯的明溶液。

3. **动物** 家兔 2 只，2～3kg，雌雄不拘。

【方法】

取体重相近的家兔 2 只，编号，标记，称重，观察并记录正常呼吸、肌张力、翻正反射情况，然后进行下列实验。

1 号兔：肌内注射25%硫酸链霉素2.4ml/kg，观察并记录其反应。当出现呼吸麻痹时，将与人工呼吸机的出气口相连的橡皮导管插入家兔的一侧鼻孔，连续给予人工呼吸，观察其能否恢复。

2 号兔：肌内注射25%硫酸链霉素溶液2.4ml/kg，观察并记录其反应，呼吸麻痹后同样通过鼻导管给予人工呼吸，并于耳缘静脉注射葡萄糖酸钙1.6ml/kg及甲基硫酸新斯的明0.3ml/kg，观察其能否恢复。

【结果】

按表11-2记录实验结果。

表11-2　家兔硫酸链霉素的中毒反应及解救

组别		呼吸（次/min）	四肢肌张力	翻正反射
家兔 体重（kg）	用药情况			
1	用药前			
	用链霉素后			
2	用药前			
	用链霉素后			
	用氯化钙和新斯的明后			

【注意】

1. 家兔肌内注射大剂量链霉素后，一般在给药后30～60min左右出现中毒反应，并逐渐加重。

2. 氯化钙溶液应缓慢推注，避免发生高钙惊厥。

3. 观察并及时记录家兔给药前后的呼吸、肌张力、翻正反射情况。

【思考题】

如何理解氯化钙和新斯的明解救链霉素中毒的机制。

实验三　链霉素的毒性反应和钙的拮抗作用（豚鼠实验法）

【目的】

观察硫酸链霉素引起的急性中毒症状，了解其解救方法。

【原理】

链霉素为氨基糖苷类抗生素，其急性反应为神经肌肉阻滞，出现四肢无力甚至呼吸抑制。本实验以注射过量的链霉素使家兔产生急性毒性，观察氯化钙对抗链霉素中毒家兔的保护作用。

【材料】

1. 器材　电子秤，1ml注射器，5号针头，剪毛剪，棉签，生理盐水。

2. 药品　300g/L硫酸链霉素溶液（粉针剂，1g加3.3ml注射用水），50g/L氯化钙溶液（或100g/L葡萄糖酸钙溶液），酒精。

3. 动物　豚鼠2只（350g左右，雌雄不限）。

【方法】

取豚鼠 2 只，称重，编号，观察动物的呼吸、翻正反射及四肢肌张力情况。然后分别于一侧臀部肌内注射 300g/L 硫酸链霉素溶液 0.2ml/100g（600mg/kg），5min 后观察上述指标变化。待出现肌震颤或四肢瘫软后，其中一只于前肢（或后肢）腹腔注射 50g/L 氯化钙溶液 0.5ml/100g，另一只注射生理盐水，注射完毕观察动物症状有何改变，与另一只豚鼠比较。

【结果】

按表 11 - 3 记录实验结果。

表 11 - 3　豚鼠硫酸链霉素的中毒反应及解救

组别			呼吸（次/min）	四肢肌张力	翻正反射
豚鼠	体重（kg）	用药情况			
1		用药前			
		用链霉素后			
		用生理盐水后			
2		用药前			
		用链霉素后			
		用氯化钙后			

【注意】

1. 豚鼠肌内注射大剂量链霉素后，一般在给药后 30～60min 左右出现中毒反应，并逐渐加重。

2. 氯化钙溶液应缓慢推注，避免发生高钙惊厥。

3. 观察并及时记录豚鼠给药前后的呼吸、肌张力、翻正反射情况。

4. 使用氯化钙抢救时也可采用静脉注射方式，于前肢或后肢静脉注射 50g/L 氯化钙溶液 0.16ml/100g。注射部位在前肢前臂或后肢小腿外侧，应先剪去被毛后以酒精擦拭局部，待准备好后，再给动物肌内注射硫酸链霉素，以便中毒时能及时救治。此外，雄性豚鼠亦可采用阴茎静脉注射。

实验四　药物的体外抗菌实验

【目的】

通过本实验学习测定抗生素抑菌试验的一般方法（试管法及纸片法），掌握各类抗生素抗菌作用等方面的不同，初步了解抗菌药物的药理作用。

【原理】

观察抗菌药物的抗菌活性，有体外和体内实验两种方法。一般先进行体外实验，如发现药物有抑菌或杀菌作用，再进一步做体内实验观察。体外实验主要用以筛选抗菌药物或测试细菌对药物的敏感性。实验主要在盛有培养基的玻璃皿中进行，培养基可分为液体、半固体及固体 3 种。国内常用于筛选抗菌药物的细菌和临床分离鉴定的有金黄色葡萄球菌、肠杆菌科细菌株及铜绿假单胞菌等，而链球菌、肺炎链球菌较少应用。

　　抗菌药物能够抑制培养基内细菌生长的最小浓度称最低抑菌浓度（MIC），而能杀灭细菌的最小浓度称最低杀菌浓度（MBC）。判定细菌对各种药物的敏感性或耐药性，临床上称为药物敏感性实验。实验方法如下：

　　1. 试管法（即稀释法）　　是根据含有不同抗生素的培养基，依次分装在一系列的容器里，并且于各个容器内加入对该抗生素有高度敏感性的试验菌，在一定的温度内经过一定时间培养，观察其 MIC。

　　2. 纸片法　为扩散法中的一种（可用塑料泡沫或牛津杯替代纸片），是微生物实验中灵敏度较高、广泛采用的一种方法。应用抗生素白纸片接种在有细菌的培养基内的扩散作用，有效药物可致纸片周围出现一圈不长菌的区域，称抑菌圈。抑菌圈越大，表示药物抑菌作用越强，即此菌对该药敏感度越高。

　　【材料】

　　1. 器材　灭菌小试管（多个），试管架，吸管（0.5ml，2ml），灭菌小棉签，小镊子，圆形滤纸（直径为6mm），培养皿，肉汤琼脂平板。

　　2. 药品　灭菌牛肉膏汤，金黄色葡萄球菌209-P标准株，青霉素，链霉素，四环素，氯霉素，红霉素，碘酊。

　　【方法】

　　（一）试管法

　　1. 取灭菌小试管10只，按1~10编号，排列于试管架上。无菌操作，分别加入牛肉膏汤0.5ml。用吸管吸取40U/ml的青霉素药液0.5ml放入第1管，并反复吸匀。从第1管吸出0.5ml放第2管，吸匀后吸出0.5ml放入第3管，依此法逐管进行稀释至第9管，第10管不加药液作为对照管。

　　2. 各试管加入0.5ml新鲜配制的稀释浓度为10-4的金黄色葡萄球菌209-P菌液，放入孵箱内于37℃孵育24h后取出，观察细菌生长情况并将结果记录于表中。细菌不生长的最小浓度为青霉素对金黄色葡萄球菌的MIC。

　　（二）纸片法

　　1. 取预先制备好的琼脂平板2个。以灭菌小棉签蘸取金黄色葡萄球菌液（1ml含3亿个细菌），注意不宜蘸取过多，以刚浸湿整个棉签为度，轻轻地从4个不同方向平行交叉画线，使菌液均匀涂布于整个琼脂平板表面，即制得2个金黄色葡萄球菌琼脂平板。

　　2. 取2000U/ml的青霉素、2000μg/ml的链霉素、四环素、氯霉素、红霉素、2.5%的碘酊各2ml分装于试管中。用无菌小镊子取圆形滤纸12张（各药物纸片也可直接购买），每两张浸于同一种药液中，浸透后取出，沥去过多的药液。将2片含一种药液的滤纸分别放在两个已接种细菌的琼脂平板表面的不同区域（为了位置间隔准确，最好事先在皿底用标记笔做上记号），盖好皿盖。

　　3. 将培养皿放入孵箱内于37℃孵育24h，取出，观察纸片周围有无抑菌圈，将结果记录于表中。测量抑菌圈的直径，并计算出各药抑菌圈直径的平均值。比较各药抑菌圈直径的平均值，即可比较出各药对金黄色葡萄球菌的体外抗菌作用。

【结果】

按表 11-4 及 11-5 记录实验结果。

1. 试管法 孵育 24h 后，观察细菌生长情况并将结果记录于表中，细菌不生长的最小浓度为青霉素对金黄色葡萄球菌的 MIC。

表 11-4　试管法结果记录

管号	1	2	3	4	5	6	7	8	9	10
稀释倍数	1	1/2	1/4	1/8	1/16	1/32	1/64	1/128	1/256	0
稀释浓度	10	5	2.5	1.25	0.625	0.313	0.16	0.08	0.04	–
有无混浊										

2. 纸片法 孵育 24h 后，观察纸片周围有无抑菌圈，测量抑菌圈的直径，比较各药的抗菌效力。实验结果（是否敏感）判断标准：抑菌圈 < 10mm 表示不敏感（耐药）；10mm 表示轻度敏感；11~15mm 表示中度敏感；16~20mm 表示高度敏感。

表 11-5　纸片法结果记录

序号	药物	抑菌圈直径（mm，第一张纸片）	抑菌圈直径（mm，第二张纸片）	抑菌圈平均直径（mm）	实验结果（是否敏感）
1	青霉素				
2	链霉素				
3	四环素				
4	氯霉素				
5	红霉素				
6	碘酊				

【注意】

1. 牛肉膏汤液体培养基的制备

培养基组成：牛肉膏 0.3%，蛋白胨 1%，氯化钠 0.5%。

配制时先用加热的蒸馏水将上述 3 种物质溶化，再加蒸馏水至 100ml，然后用 20% 氢氧化钠调节 pH 至 6.9~7.0（适用于金黄色葡萄球菌等培养），用三角烧瓶包装好，以 15~20Pa 压力灭菌 20min，即得。

2. 普通琼脂培养基平板的制备　在牛肉膏汤液体培养基中加入琼脂即成。琼脂的浓度为 14~15g/L（冬天）或 17~20g/L（夏天），用 20% 氢氧化钠调节 pH 至 6.9~7.0，用三角烧瓶内包装好，以 15~20Pa 压力灭菌 20min，趁热倒入预先灭菌的培养皿内，平放、冷却后即成。

3. 实验中所用试管、吸管、棉签、镊子、纸片及各种药液配制均应无菌，并按照生物实验常规进行操作。测量抑菌圈时要仔细准确并及时做好记录。

4. **试管法**　①稀释的准确性：每稀释一种浓度换一支吸管，相对使用一支吸管稀释较为准确。②加入菌液的浓度：菌液浓度大时，则最小抑菌浓度高，反之亦然。③菌龄：一般认为幼龄菌较敏感，所以多用细菌的 6h 培养液。

5. **纸片法**　①制作琼脂培养基过程中，液体倒入平板时，平板中琼脂培养基的厚薄需均匀一致，以免影响抑菌圈大小。琼脂板的厚度可影响抑菌圈的大小，一般为 2 ~ 3mm。②制备含菌平板时，应特别注意混入菌液时的温度不能太高，以免烧死细菌。菌液和培养基混合后应迅速摇匀，使均匀分布。③培养温度和时间以 37℃、18h 最佳，要求温度均匀。培养时间过长可能影响抑菌圈的清晰度。④滤纸片蘸取药液时不要太多，以免在平板中流淌，影响抑菌圈形状和大小。

6. 实验用各药物纸片为临床检验常用，价廉、易购。如欲自制，可参考临床检验专著。

【思考题】

1. 怎样判断最后的结果是抑菌还是杀菌？抑菌浓度大还是杀菌浓度大？
2. 用试管法测定药物的最低抑菌浓度时，主要有哪些因素影响试验结果？
3. 比较青霉素、链霉素、四环素、氯霉素、红霉素在体外抑菌的强弱。
4. 体外筛选具有抗菌作用的药物能否直接应用于临床？为什么？

实验五 药物的体内抗菌实验

【目的】

了解细菌感染实验治疗方法的基本过程，观察青霉素的体内抗菌作用及 ED_{50} 的测定，观察宿主、细菌、药物三者相互作用，以加深对抗菌药物药理作用的认识。

【原理】

药物的体外抗菌试验只能说明药物对细菌的直接抑菌或杀菌作用。体外试验是在培养基上，即在相对的静止条件下进行的，因此对于初步认为有抗菌作用的药物，还必须进行体内试验，这样可以观察宿主、细菌、药物三者相互作用的动态条件，并可观察某些药物通过机体生化代谢，其中间或最终产物具有抑菌或杀菌作用。因此，某药是否有化疗效果，能否推荐试用于临床，尚需在较为完整的动物实验的基础上才能肯定。体内实验结果与动物的种属、菌株的毒力、接种菌量和感染途径密切相关，进行实验时宜注意。

【材料】

1. 器材 注射器（1ml），小试管，试管架，MH（Muelkr – Hintop）培养基，电子秤。

2. 药品 金黄色葡萄球菌液，5% 胃膜素悬液，青霉素 G 钠，2.5% 碘酊，70% 乙醇，5% 石炭酸溶液。

3. 动物 选用有合格证动物提供的健康小鼠 40 只，体重 18 ~ 22g，雌雄各半（雌者须无孕），随机分组，每组动物至少 10 只。

【方法】

1. 菌液制备 将保存的金黄色葡萄球菌接种 MH 培养基中，于 37℃培养 16 ~ 18h。用平皿表面计数法测定实验感染用的活菌数（如条件一致，则不必每次测定）。将上述菌液用生理盐水以 10 倍顺序稀释为 10^{-1}、10^{-2}、10^{-3}……不同浓度菌液 6 个，再取此不同浓度的菌液 1ml 加 5% 胃膜素悬液 9ml，即做成浓度为 10^{-2}、10^{-3}、10^{-4}……的菌悬液备用。

2. 预试验 将不同浓度的菌悬液分别腹腔注射于 3 ~ 5 只小鼠，每只 0.5ml，观察其死亡情况。正式实验时选用最小致死量，即感染后引起小鼠 80 ~ 100% 死亡的菌液浓度进行感染。肺炎链球菌和链球菌的腹腔感染可不用胃膜素稀释，而是将在血清 MH 培养基中培养 16 ~ 18h 的菌液腹腔注射 0.2 ~ 0.5ml，观察 24 ~ 48h 动物死亡情况。

（1）感染菌量 感染前需先测出所试菌株的最小致死量（MLD），即能引起 80% ~ 100% 动物死亡的菌液浓度作为感染菌量。

（2）感染途径 菌源液用 5% 胃膜素（或干酵母）稀释至所需浓度，经腹腔或尾静脉注射相当于 100% 致死量的菌液感染小鼠。

3. 实验治疗 取 18 ~ 22g 的小鼠 30 只。按性别体重随机分为 6 组，每组 5 只。用预试中选定并适当稀释的菌悬液，每鼠腹腔注射 0.1ml，以感染各组小鼠。第 1 ~ 5 组于感染的同时及感染后 6h 肌内注射不同剂量青霉素，剂量分别为 20 万 U、40 万 U、9.8 万 U、6.9 万 U、4.8 万 U/kg 体重（亦可实验前根据细菌敏感情况调整用量）。连续观察 7 天，记录各组小鼠死亡情况。计算半数有效量数（ED_{50}）及 95% 可信限。实验必需设不给药组（即第 6 组）与已知同类药物阳性对照组。

【结果】

按表 11 - 6 记录实验结果。

表 11 - 6 实验结果记录

小鼠组别	菌悬液浓度	每鼠腹腔注射混悬液量（ml）	动物数（只）	肌内注射青霉素量（U/kg）	对数剂量 X	死亡动物数（只）	ED_{50} 和 95% 可信限
1		0.1	5	20 万			
2		0.1	5	40 万			
3		0.1	5	9.8 万			
4		0.1	5	6.9 万			
5		0.1	5	4.8 万			
6		0.1	5	–			

根据其半数致死量计算治疗指数，治疗指数 = LD_{50}/ED_{50}

通常于感染接种后，计数各组小白鼠死亡数，并与对照组比较作统计处理。如治疗组小白鼠的死亡率显著小于对照组，即说明该药有效，可考虑重复试验或用其他动物验证。亦可以动物反应（死亡百分率）作纵坐标，以药物的对数剂量作横坐标绘制"量 - 效反应曲线"，即可求出该药的半数有效量（ED_{50}）。并可根据下式计算其疗效指数。

治疗指数 = LD_{50}/ED_{50}

求得疗效指数后，即可对所试药物作大概的了解和估价。并可用以与其他抗菌药物作比较。疗效指数愈大，表示药物疗效的安全幅度愈大。

【注意】

1. 本实验须按照生物实验中处理感染动物常规进行，严防菌液污染，接种时注意菌液应充分摇匀，防止假阳性结果的出现。

2. 实验结束后，应将全部接种过菌液的动物不论死活进行焚化或丢入置有 5% 石炭酸溶液的缸内，用肥皂洗手后用碘酊及酒精擦手，以防传播疫病。

3. 预试验中，小鼠感染浓度的确定需准确无误，一般应重复 3~5 次，以防影响下步实验的进程和实验结果的判定。

4. 感染菌种：根据所试药物的抗菌作用特点选择不同菌株进行试验。常用致病菌如金黄色葡萄球菌、肺炎链球菌、肠杆菌、痢疾杆菌、伤寒杆菌、绿脓杆菌等。试验广谱抗生素时感染菌株应包括金葡菌与革兰阴性菌各 1~2 种。创新与阴性菌均需做 2 种以上，每一种菌 2 株以上，并包括有临床分离的致病菌。

5. 5% 胃膜素悬液制备法　称取胃膜素 5g 放于研钵内，加少量生理盐水研磨，边研边加水，最后加至 100ml，于 10 磅加压 10min 灭菌即可。临用时调整其 pH 至中性。

6. 将培养基的菌悬液依 10 倍顺序稀释使其浓度为 10^{-1}，10^{-2}、10^{-3}、……（即以 9ml 无菌生理盐水加 1ml 菌悬液为 10^{-1}，依次累推）选求适当浓度的菌悬液 0.1ml 放在 MH 琼脂培养基平板上，轻轻推开菌液，注意不要碰到平板边缘，以免影响计数。共做 3 个平皿，都放入 37℃ 孵箱，培养 18~20h 后计算菌落群数。平板玻璃盖可换为瓦盖（因瓦盖能吸水，可免细菌在平板上繁殖成一片）。挑选平板上生长 30~300 个菌落的平板计数。一般取两个平板的平均数进行计算。根据细菌稀释浓度（一般为 10^{-4}、10^{-5}、10^{-6}、10^{-7}），算出每 1ml 菌的活菌数。例如 10^{-6} 两个平板上生长菌落数为 68~70 个，平均为 69/0.1ml，即每毫升有活菌数 690×10^{6}/ml 即 6.9×10^{8}/ml。

7. 做小鼠体内实验时常用的细菌的接种量见表 11-7。

表 11-7　做小鼠体内实验时常用的细菌的接种量

菌株	感染度	胃膜素稀释后	死亡时间（h）
金黄色葡萄球菌	10^{-2}	10^{-3}	24
大肠杆菌	10^{-3}	10^{-4}	24
变形杆菌	10^{-4}	10^{-2}	24~48
绿脓杆菌	10^{-3}	10^{-4}	48~72

【思考题】

1. 抗菌药物的体内抗菌实验包括哪些基本步骤？应如何进行？

2. 治疗指数有何意义？

（张忠泉）

第十二章 ▶ 其他实验

本章涉及小鼠耐寒、耐缺氧和游泳等实验，考察药物对应激能力影响的实验及过氧化脂质的测定等；还涉及热源检查、刺激性检查、过敏性检查、溶血性检查等制剂安全限度实验。

实 验 一　小鼠耐寒实验

【目的】

了解动物耐寒实验的意义，观察药物对小鼠耐寒能力的影响。

【原理】

寒冷刺激属物理性应激源，当寒冷刺激作用于机体后，可使机体发生一系列保护反应，如皮肤血管收缩、反射性颤抖和代谢加快等，此时肾上腺素激素分泌大量增加，有利于机体抗应激作用。当肾上腺皮质激素储备耗竭时，许多抗衰老药能加速肾上腺皮质激素从耗竭中恢复正常，因而有利于机体提高抗应激能力。

【材料】

1. 器材　冰箱，天平，温度计。

2. 药品　受试药物。

3. 动物　小鼠，20 只，18~22kg，性别相同。

【方法】

1. 小鼠随机分为两组：正常组和给药组，分别给予生理盐水和受试药物。

2. 调节实验用普通冰箱（冷冻室）或低温冰箱的温度，一般应达 $-5℃ \pm 1℃$。

3. 小鼠给药 1h 后，装入鼠笼放入冰箱，观察 60min 的死亡率，也可观察每只小鼠存活时间，直至全部死亡。

【结果】

结果记录表 12 - 1，求 60min 小鼠平均死亡率（$\bar{x} \pm S$）或小鼠平均存活时间（$\bar{x} \pm S$），进行组间比较。

表 12 - 1　小鼠耐寒存活时间（$\bar{x} - \pm s$）

组别	动物数	存活时间（min）	60min 小鼠死亡动物数	60min 小鼠平均死亡率
1				
2				

【注意】

小鼠性别应一致，重量差异相近，以免结果差异太大。

【思考题】

影响本实验结果的因素有哪些？

实验一 小鼠耐缺氧试验

【目的】

了解耐缺氧实验的意义，观察药物对小鼠耐缺氧时间（低氧状态下的存活时间）的影响。

【原理】

缺氧是临床上极为常见的病理现象，严重者可危及患者生命。机体对缺氧的耐受力取决于机体的代谢耗氧率和代偿能力。氯丙嗪为普遍中枢抑制药，可减少小鼠自发活动，影响体温调节中枢，减少耗氧量。普萘洛尔通过阻断 β 受体而使心脏活动减弱，物质代谢减慢，使组织器官的耗氧量减少，因而可提高机体对缺氧的耐受性，延长机体组织在缺氧环境中的存活时间。硫酸异丙肾上腺素是 β 受体激动剂，其作用与普萘洛尔相反。

【材料】

1. 器材 150 ml 广口玻璃瓶（磨口），秒表，天平。

2. 药品 0.025% 盐酸氯丙嗪溶液，0.05% 盐酸异丙肾上腺素，0.5% 普萘洛尔，钠石灰，凡士林。

3. 动物 小鼠 8 只，体重 18~20g，性别相同。

【方法】

每组取体重相近的小鼠 8 只，称重，分为 1、2、3、4 组。其中 1、2 组小鼠皮下注射异丙肾上腺素 0.4ml/10g，3 组小鼠皮下注射生理盐水 0.2ml/10g，4 组小鼠皮下注射氯丙嗪 0.2ml/10g。15min 后 1 组小鼠腹腔注射普萘洛尔 0.2ml/10g，其余 3 组小鼠均腹腔注射生理盐水 0.2ml/10g，然后将 4 只鼠同时放入四个相同大小的广口瓶中，（广口瓶底层事先放入 15g 钠石灰），并盖严广口瓶（瓶口涂少量凡士林以密封），开动秒表，记录各鼠在低氧状态下的存活时间（呼吸停止时停表）。汇集全实验室数据，作统计学处理。分析结果。

【结果】

按表 12－2 记录实验结果。

表 12－2 小鼠在低氧状态下的存活时间（$\bar{x} \pm s$）

组别	药品及剂量	15min 后给药腹腔注射，0.2ml/10g 置入密闭广口瓶中的存活时间（min）
1	异丙肾上腺素（0.4ml/10g）	普萘洛尔
2	异丙肾上腺素（0.4ml/10g）	生理盐水
3	生理盐水（0.2ml/10g）	生理盐水
4	氯丙嗪（0.2ml/10g）	生理盐水

【注意】

1. 所用容器必须密封、不漏气，而且容量相等。

2. 钠石灰若变色表明其吸水，并与二氧化碳反应，故一旦变色应及时更换。

3. 小鼠体重、性别、室温等因素均可影响实验结果。

4. 本实验影响因素多，特异性不高。

【思考题】

1. 本实验中钠石灰作用是什么？

2. 结合本次实验结果，分析氯丙嗪、普莱洛尔的抗低氧作用机制及异丙肾上腺素对氧代谢的影响。

3. 影响本实验结果的因素有哪些？

实验三 小鼠游泳试验

【目的】

学习通过小鼠游泳实验评价药物抗疲劳作用。

【原理】

本实验以游泳时间作为检测小鼠疲劳的指标，具有抗疲劳的药物可使动物游泳时间延长。

【材料】

1. **器材** 玻璃缸，温度计，恒温箱，胶泥（或铅块），线绳。

2. **药物** 受试药物。

3. **动物** 小鼠30只，质量18~22 g，雄性。

【方法】

每组取小鼠6只，称重，分成2组，一组给予受试药物，另一组给生理盐水作为对照组。给药后一定时间将小鼠投入玻璃缸（水深25cm，水温调节30℃±1℃）进行游泳试验，秒表计算鼻孔沉下水面所需时间（为缩短观察时间可予小鼠尾部负重，负重为小鼠质量的5%）。

【结果】

按表12-3记录每只小鼠游泳持续时间，计算各组小鼠平均游泳持续时间，进行组间显著性检验，观察药物有无抗疲劳作用。按表12-3记录实验结果。

表12-3 药物对小鼠游泳时间的影响

鼠号	体重（g）	药物	剂量（mg/kg）	游泳时间（min）
1				
2				
3				
4				
5				
6				

【注意】

1. 严格控制水温。

2. 动物单个游泳为好，集体游泳时相互攀推会影响实验结果。

3. 动物质量差异大会影响结果，实验也可用冰水（称冰水游泳试验），是体力与应激反应的综合指标。

【思考题】

药物抗疲劳的可能作用机制是什么？

实验四　过氧化脂质的测定

【目的】

学习抗衰老药物对简单评价方法。

【原理】

过氧化脂质的二级分解产物丙二醛能与硫代巴比妥酸反应生成红色产物，在532 nm 波长有最大吸收，可通过比色进行测定。又因四乙氧基丙烷与过氧化脂质在同一条件下进行化学反应均产生丙二醛，因此用四乙氧基丙烷作标准物质。

目前临床上许多具有抗衰老作用的药物均从该实验中筛选而出。MDA 含量可客观反映机体衰老的程度，指标明确。

【材料】

1. 器材　离心机、组织匀浆机、多用振荡器、恒温振荡器、721 分光光度计、恒温箱。

2. 药品　三氯醋酸、硫代巴比妥酸（TBA）、四乙氧基丙烷，受试药物。

3. 动物　大鼠 2 只，250～300g，雄性。

【方法】

1. 取大鼠称重后断头处死，取出肝脏，滤纸吸去残血，剪碎称重，加生理盐水，用匀浆机制备 1% 匀浆。

2. 取 1% 肝匀浆 0.6ml，加入 20% 的三氯醋酸 0.3ml，沉淀蛋白，混匀静置于室温下 20min，加入 0.1mol/L 的 HCl 2 ml 和 1% TBA1.0ml，充分混匀。100℃沸水煮 15min，冷却，加入 4.0ml 正丁醇提取，振摇混匀，3000rpm 离心 15min。

3. 取上清液 4ml 在 532 nm 波长下比色测定。

4. 采用 Lowry 法测定肝匀浆中蛋白质含量，以四乙氧基丙烷为标准，计算每克蛋白过氧化脂质生成量。

【结果】

按下式计算，并在表 12－4 中列出结果。

$C = A /（消光系数 \times L）= A /（1.56 \times 10^{-5} \times L）mol/L$

表 12 - 4 药物对大鼠肝匀浆内过氧化脂质生成的影响

组别	剂量（mg/kg）	实验次数（n）	MDA（ml/kg）
对照组			
药物组			

注：C - 丙二醛浓度；A - 吸光度；L - 光径（1cm）；消光系数 - $1.56 \times 10^{-5}\,m^{-1}cm^{-1}$

如已知被测物蛋白含量，则 $C = A/$（$1.56 \times mg$ 蛋白质）

【注意】

1. 制作匀浆前肝组织尽量剪碎，匀浆时，时间和频率应每次保持一致。

2. 每次取匀浆时，应摇动烧杯使所取匀浆浓度一致。

【思考题】

说明过氧化脂质与衰老的关系。

实验五 热原试验

【目的】

学习用家兔法检查注射剂内热源的步骤与判断方法。

【原理】

热原又称致热原，主要来自细菌的代谢产物。中草药含有有利于细菌生长繁殖的淀粉、糖、蛋白质等成分，如果在提取过程中在空气中暴露的时间过长，则容易被细菌污染而产生热原。我国药典规定的热原检查法系将一定剂量的供试品静脉注入家兔体内，在规定时间内，观察家兔体温升高的情况，以决定供试品中所含热原的限度是否符合规定。

【材料】

1. **器材** 兔子固定箱，肛门温度计，20 或 30ml 注射器，针头，镊子，酒精棉球。

2. **药品** 5% 葡萄糖盐水注射液。

3. **动物** 家兔，2 ~ 3kg，雄性。

【方法】

1. **试验前准备**

（1）实验前 1 ~ 2 日将实验家兔放在同一温度的环境中。

（2）实验室和饲养室的温差不得 >5℃。

（3）室温：17 ~ 25℃，在实验过程中室温变化不得 >3℃。

（4）实验前至少 1h 开始停止给食，并置于适宜的装置中。

（5）注射器、针头在 250℃ 烘箱中烘 30min，也可用其他适宜的方法除去热原。

2. **检查法** 取健康、无伤、无孕的家兔 3 只（试验当日家兔停食 2h）。

（1）注射前测体温（T），测 2 次（间隔 30min）。$\triangle T$（温差）≤0.2℃。

动物要求：供试用的家兔应健康合格，体重 = 1.7 ~ 3.0kg，雌兔应无孕。T38.0 ~ 39.6℃。

（2）必须在测定正常体温后 15min 内，自耳缘静脉缓缓注入规定量并温热至约

38℃的 5% G.S 溶液 10ml/kg。

（3）测 T 值 6 次（间隔 30min），以 6 次中最高的一次 T 减去正常的平均 T，即为该兔体温的升高温度（℃）。

【结果】

按表 12-5 记录实验结果。

表 12-5　热原检查结果

检查日期			室温		检查者	
检品名称			含量		批号	
兔号	1	2	3	4	5	6
性别						
体重						
第一次 T						
第二次 T						
平均 T						
注射供试品时间						
第一次 T						
第二次 T						
第三次 T						
第四次 T						
第五次 T						
第六次 T						
注射前后 △T						
检查结论						

结果判断：

如 3 只家兔中有 1 只 T 升高 0.6℃或 >0.6℃，或 3 只家兔 T 升高均 <0.6℃，但 3 只家兔的 T 升高总和达 1.3℃或 >1.3℃，应另取 5 只家兔复试。

合格：①在初试的 3 只家兔中，T 升高均 <0.6℃，并且 3 只家兔 T 升高总和 <1.3℃；②或在复试的 5 只家兔中，T 升高 0.6℃或 >0.6℃的家兔不超过 1 只，并且初试、复试合并 8 只家兔的 T 升高总和为 3.5℃或 <3.5℃，均判断为供试品的热原检查符合规定。

不合格：①在初试的 3 只家兔中，T 升高 0.6℃或 >0.6℃的家兔超过 1 只；②或在复试的 5 只家兔中，T 升高 0.6℃或 >0.6℃的家兔超过 1 只；③或初试、复试合并 8 只家兔的 T 升高总和 >3.5℃，均判断为供试品的热原检查不符合规定。

当家兔升温为负值时，均以 0℃计。

【注意】

1. 热原检查法是一种绝对方法，没有标准品同时进行实验比较，是以规定动物发热反应的程度来判断的。影响动物体温变化的因素又较多，因此必须严格按照要求的条件进行实验。

2. 给家兔测温或注射药液时动作应轻柔，以免引起动物挣扎而使体温波动。测量家兔体温应使用精密度为 ±0.1℃ 的测温装置。测温时，在测温探头或肛温计上涂少许液体石蜡，轻轻插入肛门约 6cm 深，测温时间至少 1.5min，每兔各次测温最好用同一体温计，且测温时间相同，以减少误差。

3. 家兔热原检测的优点是能够反映热原引起的哺乳动物复杂的升温过程，该方法不但能检测出细菌内毒素的致热原，也能检查出非细菌内毒素的致热原，并且适用于检查较多种类的热原物质。家兔检测内毒素的灵敏度为 0.001g/ml，试验结果接近人体的真实情况，但操作繁琐、费时，灵敏度低，结果重复性差，不能定量反映热原物质的含量，只能给出阴性或阳性的结果。

【思考题】

热原检查时对家兔有何要求？试验中须注意什么？

实验六 溶血性试验

【目的】

通过本实验认识溶血实验测定的意义，掌握溶血实验的基本操作。

【原理】

溶血系指红细胞破裂、溶解的一种现象。多种中草药（如人参、桔梗、远志和甘草等）含有皂苷，可引起溶血。为了保证用药安全，以中草药制成的注射剂（特别是供静脉注射者）应考虑作溶血检查。

【材料】

1. 器材 离心机、离心管、小烧杯、竹签或玻棒（去纤维蛋白用）、试管、试管架、吸管、恒温箱或恒温水浴锅等。

2. 药品 5% 桔梗溶液、生理盐水（NS）、蒸馏水。

3. 动物 家兔，2～3kg，雌雄不拘。

【方法】

1. 2% 红细胞混悬液的制备 取健康兔血（约 20ml），加入含玻璃珠的锥形瓶中振摇 10min，或用玻璃搅动血液，除去纤维蛋白原，使成脱纤血液。加入 0.9% 氯化钠溶液约 10 倍量，摇匀，以 1000～1500rpm 离心 15min，除去上清液，沉淀的红细胞再用 0.9% 氯化钠溶液按上述方法洗涤 2～3 次，至上清液不显红色为止。将所得红细胞用 0.9% 氯化钠溶液配成 2% 的红细胞混悬液，供实验用。

2. 供试品溶液的制备 5% 桔梗溶液（除另有规定外，临床用于非血管内给药的注射剂，以各药品使用说明书规定的临床使用浓度），用 0.9% 氯化钠溶液 1:3 稀释后作为供试品溶液。

3. 检查法 取洁净试管 5 支，编号，1、2 号管为供试品管，3 号管为阴性对照管，4 号管为阳性对照管，5 号管为供试品对照管。按下表所示依次加入 2% 红细胞混悬液、0.9% 氯化钠溶液或蒸馏水，混匀后，立即置 37±0.5℃ 的恒温箱或水浴中进行温育 3h 后观察溶血和凝聚反应。

【结果】

将结果填入表12-6。

表12-6 溶血性检查结果

试管编号	1	2	3	4	5
2%红细胞混悬液（ml）	2.5	2.5	2.5	2.5	
0.9%氯化钠溶液（ml）	2.2	2.2	2.5		4.7
蒸馏水（ml）				2.5	
供试品溶液（ml）	0.3	0.3			0.3
结果					

注："+"表示溶血或凝聚；"-"表示不溶血或不凝聚；"±"表示部分溶血或凝聚。

如实验中的溶液呈澄明红色，管底无细胞残留或有少量红细胞残留，表明有溶血发生；如红细胞全部下沉，上清液无色澄明，或上清液虽有色澄明，但1号管和5号管比色无明显差异，则表明无溶血发生。

若溶液中有棕红色或红棕色絮状沉淀，振摇后不分散，表明有红细胞凝聚发生。如有红细胞凝聚的现象，可按下法进一步判断是凝聚还是假凝聚。若凝聚物在试管振荡后又能均匀分散，或将凝聚物置于载玻片上，在载玻片边缘滴加2滴0.9%氯化钠溶液，置显微镜下观察，凝聚红细胞能被冲散者为假凝聚，若凝聚物不被摇散或载玻片上不被冲散者为凝聚。

结果判断：

当阴性对照管无溶血和凝聚发生，阳性对照管有溶血发生时，若供试品管中的溶液在3h内不发生溶血和凝聚，判供试品符合规定；若供试品管中的溶液在3h内发生溶血和（或）凝聚，判供试品不符合规定。

【注意】

1. 兔心脏取血法，背位固定，消毒皮肤，用8或9号针头，20ml注射器（消毒、干燥），在心脏搏动最明显处作穿刺，针头感到心脏跳动时，再将针头刺进心脏，取血后，迅速将针头拔出，这样心肌上的穿孔较易闭合。

2. 溶血性实验试管法是通过肉眼来观察溶血情况，方便，快捷，但对有色泽的中药注射剂对结果判断的影响较大，难以评价溶血程度，考虑到该试验本身与临床实际应用存在一定的差异，故建议应根据受试物适应证的选择和受试物的特性等诸多因素进行综合分析和判断。

3. 加液顺序：红细胞混悬液→供试品。阳性对照品：蒸馏水。

【思考题】

与药物有关的哪些因素可以引起溶血现象？如何进行溶血性试验？

实验七 药物过敏实验

【目的】

学习豚鼠药物过敏实验的方法及结果评定标准。

【原理】

当药物作为抗原（过敏源，如异种血清、微生物代谢产物、花粉、某些药物或食物等）或半抗原初次进入体内，刺激机体产生相应的抗体（IgE）。当同样药物再次进入机体，抗原与抗体结合形成的抗原抗体复合物，刺激肥大细胞及嗜碱性细胞释放活性介质，从而引起局部水肿、抓鼻、竖毛、呼吸困难、窒息、痉挛，甚至休克死亡。此实验属于药物的安全限度试验。

本试验用于考察注射剂是否安全的指标之一，是目前较公认的一种全身过敏性试验。凡供注射用的生化制剂、动物脏器制剂以及含异性蛋白较多的中草药制剂都须考虑进行此项试验。

【材料】

1. 器材　注射器及针头，剪刀，酒精棉球。

2. 药品　10%右旋糖酐溶液。

3. 动物　豚鼠应健康合格，体重250~350g，雌鼠应无孕。

【方法】

1. 供试品溶液的制备　10%右旋糖酐溶液。

2. 检查法　除另有规定外，取上述豚鼠6只，隔日每只每次腹腔或适宜的途径注射供试品溶液0.5ml，共3次，进行致敏。每日观察每只动物的行为和体征，首次致敏和激发前称量并记录每只动物的体重。然后将其均分为2组，每组3只，1组在首次注射后第14日，2组在第21日，由静脉注射供试品溶液1ml进行激发。观察激发后30min内动物有无过敏反应症状。

【结果】

按下述要求做好详细记录。

1. 供试品的名称、主药含量、理化性状、生产单位及批号。

2. 豚鼠的性别和体重。

3. 每次注射供试品的日期、途径及剂量。处于致敏状态的机体再次接受抗原注射后的反应及试验结论。实验过程记录于表12-7。

表12-7　右旋糖酐对豚鼠过敏性试验结果

动物编号		体重（g）	致敏日期			过敏日期	反应
			第1次	第2次	第3次		
1组	1						
	2						
	3						
2组	4						
	5						
	6						

结果判断：

如两组豚鼠均未出现明显的过敏反应，可认为该供试品过敏反应试验阴性；如有反应可按12-8及表12-9进行评价，判定其是否合格。

表 12 - 8　过敏反应症状

反应分级	症状	反应分级	症状	反应分级	症状
0	正常	7	呼吸急促	14	步态不稳
1	不安宁	8	排尿	15	跳跃
2	立毛	9	排粪	16	喘息
3	发抖	10	流泪	17	痉挛
4	搔鼻	11	呼吸困难	18	横转
5	喷嚏	12	啰音	19	潮式呼吸
6	咳嗽	13	紫癜	20	死亡

表 12 - 9　全身致敏性评价标准

反应症状	反应级数	过敏判断	
0	0	-	过敏反应阴性
1~4 症状	1	+	过敏反应弱阳性
1~10 症状	2	+ +	过敏反应阳性
1~19 症状	3	+ + +	过敏反应强阳性
20	4	+ + + +	过敏反应极强阳性

反应级数达 2 级以上（包括 2 级）时，可认为该供试品过敏反应试验阳性。

【注意】

1. 实验动物中以壮龄豚鼠对过敏反应最敏感，为首选动物。做过过敏性试验的动物不能重复使用。

2. 如发生过敏反应，则在第 14 日和第 21 日注药后几分钟内豚鼠就表现为兴奋不安、呼吸困难、迅速窒息死亡。

【思考题】

为什么要选用豚鼠来做过敏性试验？为什么要分次、间断给药？

实验八　药物刺激性实验

【目的】

学习刺激性试验的意义，掌握刺激性实验的操作级结果判定方法。

【原理】

药物刺激性试验，是将药物用于局部组织，观察它对组织是否引起红肿、出血、变性、坏死等刺激症状。一般供皮下或肌内注射的新产品或滴眼、滴鼻、栓剂等制剂需进行刺激性试验。所获得的结果可供了解该制剂的毒性以及作为选择合理给药方法的参考。

【材料】

1. 器材　注射器、针头，手术剪，镊子，兔固定箱，酒精棉球。

2. 药品 1%酒石酸锑钾溶液，生理盐水。

3. 动物 家兔，2~3kg，雌雄不拘。

【方法】

试验时取健康家兔2只，剪去后肢外侧兔毛，分别于一侧后肢的股四头肌处注射1%酒石酸锑钾注射液2ml，于另一侧后肢的对应部位注射同容积的灭菌生理盐水作为对照。48h后由耳缘静脉注入空气处死。解剖取出股四头肌，纵向切开，观察注射部位肌肉组织的反应。并按表12-10评价并记录刺激反应强度。

表12-10 刺激反应评分分级

反应级别	刺激反应现象
0	无明显变化
1	轻度充血，范围在0.5cm×1.0cm以下
2	中度充血，范围在0.5cm×1.0cm以上
3	重度充血，伴有肌肉变性
4	肌肉坏死，有褐色变性
5	广泛性坏死

【结果】

按表12-11记录实验结果。

表12-11 药物刺激性结果

兔号	给药部位	药物	结果	反应级数
1				
2				

【注意】

1. 兔股四头肌法注射时必须注意严格消毒以防感染。注射器及针头高压灭菌，用药部位应用酒精消毒。必要时可取小块组织做病理切片，观察有无炎症现象。

2. 家兔股四头肌法：本法适用于检查供肌内注射用制剂的刺激性。试验滴眼剂和其他黏膜用药的刺激性试验则采用家兔眼结膜法。

【思考题】

1. 刺激性实验适用的范围是什么？

2. 兔股四头肌法的主要步骤及判断指标是什么？

（薛 玲 王志琪 林国彪 臧凯宏）